Hildegard
von
Bingen

Einfach fasten

Brigitte Pregenzer
Brigitte Schmidle

Hildegard
von
Bingen

Einfach fasten

Tyrolia-Verlag · Innsbruck-Wien

Mitglied der Verlagsgruppe „engagement"

Bibliografische Information Der Deutschen Nationalbibliothek
Die Deutsche Nationalbibliothek verzeichnet diese Publikation in der
Deutschen Nationalbibliografie; detaillierte bibliografische Daten sind im Internet
über http://dnb.d-nb.de abrufbar.

4. Auflage, 2014
© Verlagsanstalt Tyrolia, Innsbruck
Umschlaggestaltung: Peter Mair, unisono Werbeagentur, Innsbruck,
unter Verwendung von Fotos von Sigrid Einwaller und Brigitta Wiesner
Illustrationen: Hildegard Unterweger
Alle Fotos von Sigrid Einwaller, außer Seite 25 (Thomas Schmidle)
und Seiten 62, 90, 96 (Brigitte Pregenzer)
Layout und digitale Gestaltung: Tyrolia-Verlag
Druck und Bindung: Alcione, Lavis (I)
ISBN 978-3-7022-2569-8
E-Mail: buchverlag@tyrolia.at
Internet: www.tyrolia-verlag.at

Inhaltsverzeichnis

Hildegard-Homepage:
www.pregenzer.info

„Wie es dem Magen schaden würde,
wenn er immer voll oder leer wäre,
so würde es auch der Seele schaden,
wenn der Leib immer im Vergnügen lebte. "

Hildegard von Bingen

Vorwort

Fasten hat in allen Kulturen eine lange Tradition. Auch Hildegard von Bingen weist immer wieder auf die Bedeutung des Fastens für den Menschen hin. Es ist ein Universalheilmittel, das die Möglichkeit bietet, zur Ruhe zu kommen, den Körper zu entschlacken, die Seele von Ballast zu befreien, mit sich selbst ins Reine zu kommen und sich somit wieder auf das Wesentliche zu besinnen. Fasten ist viel mehr als nichts essen, es öffnet Türen nach innen.

Brigitte Pregenzer und Brigitte Schmidle stellen in diesem Buch in einfachen und klaren Schritten die Wege des möglichen Hildegard-Fastens vor. Möge jeder auf seine Art die Freude am ganzheitlichen Fasten neu entdecken!

Dr. med. Felicitas Karlinger, Bludenz

Das Leben der heiligen Hildegard von Bingen

1098 wird Hildegard als zehntes Kind des Grafen Hildebert und seiner Frau Mechthild von Bermersheim im Rheinland geboren.

Sie hat von Kindheit an die so genannte »Schau« (Ahnung von bevorstehenden Ereignissen), hält aber ihr Wissen mehr und mehr zurück, da sie Unverständnis und Furcht bemerkt.

Hildegard ist von Natur aus schwächlich und oft krank – aber genau deshalb ist sie glaubwürdig in ihrem Bestreben, ganzheitlich gesund zu werden.

1106 wird sie gemäß der herrschenden Tradition als »Zehent« dem Kloster sozusagen als Dank überlassen.

Sie kommt unter die Obhut von Jutta von Sponheim und erhält eine für die damalige Zeit umfassende Ausbildung.

Die einzigen Bildungsstätten zu jener Zeit sind die Klöster. Frauen haben überdies keine andere Möglichkeit, sich Wissen anzueignen. Zudem dürfen nur Adelige ins Kloster gehen, die sich auf diese Art auch oft einen Platz als »Rentenversicherung« erkaufen. Die Klöster sind auf die finanzielle Unterstützung der Adeligen angewiesen. So erst wird Studium und Forschung im damaligen Sinn möglich.

Klöster sind aber auch Anlaufstellen für Reisende, für Schutzsuchende und das »gemeine« Volk, wenn es um medizinische Belange geht.

Kloster Disibodenberg Jutta von Sponheim – eine kluge, gebildete Frau und mütterliche Freundin von Hildegard – ist Äbtissin in der Frauenklause des Klosters Disibodenberg. Sie unterrichtet ihre Zöglinge in Schreiben und Lesen, im Singen der Psalmen und in praktischen Arbeiten.

1136 stirbt Jutta von Sponheim und hinterlässt eine blühende Klause bzw. ein stattliches Benediktiner-kloster.

1136

Hildegard wird von ihren Mitschwestern einstimmig zur neuen Äbtissin gewählt, obwohl sie oft kränkelt. Aber ihr Wesen, das als demütig und bescheiden beschrieben wird, muss eine immense Ausstrahlung besessen haben. Hildegard ist 38 Jahre alt, als sie das schwere Amt antritt.

Nachdem sie fünf Jahre als Äbtissin gewirkt hatte, erhält sie von Gott den Auftrag, ihre Visionen niederzuschreiben. In ihrer Demut will sie diesen Ruf nicht annehmen und erkrankt wieder einmal schwer, möglicherweise aus Angst, dem göttlichen Ruf nicht gerecht zu werden, sich gegen Gott zu versündigen, oder aus Furcht vor den Reaktionen des Klerus. Jedenfalls kann man nachfühlen, dass Hildegards Begabung mehr Belastung als Freude war.

1141

Als sie sich entschließt, ihre Visionen niederzuschreiben, gesundet sie sofort und beginnt mit ihrem ersten großen Werk: »**SCIVIAS**« – »Wisse die Wege«.
Als Kostprobe der damaligen Sprache und zur Erläuterung ihrer Schau ein kurzes Zitat:
»*Im Jahre 1141 der Menschwerdung Christi, des Gottessohnes, als ich zweiundvierzig Jahre und sieben Monate alt war, kam ein feuriges Licht mit Blitzesleuchten vom offenen Himmel hernieder. Es durchströmte mein Gehirn und durchglühte mir Herz und Brust gleich einer Flamme, die jedoch nicht brannte, sondern wärmte, wie die Sonne einen Gegenstand erwärmt, auf den sie ihre Strahlen legt. Nun erschloss sich mir plötzlich der Sinn der Schriften, des Psalters, des Evangeliums und der übrigen katholischen Bücher des Alten und Neuen Testaments ...*«

Ihre Visionen hat sie immer in wachem Zustand. Sie sind mystischen Ursprungs, entstehen aus einem geistigen Dialog mit Gott.

Wibert von Gembloux

In einem Antwortbrief an den Mönch Wibert von Gembloux, der sich sehr für ihre Niederschriften interessiert, schreibt sie viele Jahre später:

»Von meiner Kindheit an erfreue ich mich der Gabe dieser Schau in meiner Seele bis zur gegenwärtigen Stunde, wo ich doch schon mehr als siebzig Jahre alt bin.

Und meine Seele steigt – wie Gott will – in dieser Schau empor bis in die Höhe des Firmaments.

Ich sehe aber diese Dinge nicht mit den äußeren Augen und höre sie nicht mit den äußeren Ohren, auch nehme ich sie nicht mit den Gedanken meines Herzens wahr, noch durch irgendwelche Vermittlungen meiner fünf Sinne. Ich sehe sie vielmehr einzig in meiner Seele, mit offenen leiblichen Augen, so, dass ich dabei niemals die Bewusstlosigkeit einer Ekstase erleide, sondern wachend schau ich dies, bei Tag und Nacht.«

»Das Licht, das ich schaue, ist nicht an den Raum gebunden. Es ist viel, viel lichter als eine Wolke, die die Sonne in sich trägt. Weder Höhe noch Länge noch Breite vermag ich an ihm zu erkennen. Es wird mir als der ‚Schatten des lebendigen Lichtes‘ bezeichnet. Und wie Sonne, Mond und Sterne in Wassern spiegeln, so leuchten mir Schriften, Reden, Kräfte und gewisse Werke der Menschen in ihm auf …

Alles, was ich in der Schau sehe und lerne, das behalte ich lange Zeit in meinem Gedächtnis, wie, sobald ich es sehe oder höre, es in mein Gedächtnis eingeht. Ich sehe, höre und weiß gleichzeitig, und wie in einem Augenblick erlerne ich das, was ich weiß. Was ich aber nicht sehe, das weiß ich nicht, denn ich bin ungelehrt und wurde nur unterwiesen, in Einfalt Buchstaben zu lesen …«

»In diesem Licht sehe ich zuweilen, aber nicht oft, ein anderes Licht, das mir das ‚lebendige Licht' genannt wird. Wann und wie ich es schaue, kann ich nicht sagen. Aber solange ich es sehe, wird alle Traurigkeit und alle Angst von mir genommen, so dass ich mich wie ein junges Mädchen fühle und nicht wie eine alte Frau …«

Nahtod-Berichte und Grenzerfahrungen zeugen ebenfalls immer von einem hellen Licht und einem unbeschreiblichen Wohlbefinden. Wer diesen Berichten Glauben schenkt, kann auch Hildegards Visionen problemlos annehmen. Wem Hildegards Visionen suspekt erscheinen, der sollte jedoch bedenken, dass ihre Anleitungen immer wieder wirken!

An diesem großen Werk »SCIVIAS« und den aufwendigen Bildtafeln arbeitet sie zehn Jahre lang. Der Mönch Volmar vom Disibodenberg wird bis zu seinem Tod ihr Sekretär und treuer Freund. **Mönch Volmar**

Zu dieser Zeit tritt Richardis von Stade ins Kloster ein und die beiden Frauen verbindet eine lebenslange innige Beziehung. Die Familie von Stade wiederum ist mit ihrem weltlichen Einfluss sehr hilfreich für Hildegard. **Richardis von Stade**

Ihre Begabungen und Visionen werden bekannt und bringen ihr nicht nur Freude und Freunde ein. Neid und Missgunst (warum wird ausgerechnet eine Frau mit wenig Bildung von Gott auserwählt?) begleiten sie ebenso wie Freude und Begeisterung.

1147 anerkennt Papst Eugen III. während der Synode in Trier ihre Sehergabe als echt. **1147 Papst Eugen III.**

Da ihre Klostergemeinschaft ständig wächst und sie – sei es Wunsch oder Vision – ein eigenes unabhängiges Kloster gründen will, bittet sie den Abt vom Disibodenberg um Erlaubnis.

Das Stammkloster ist nicht erfreut, da durch Hildegard ein reger Zulauf zum Kloster entstanden ist und zahlreiche Spenden eingehen.

Nach einem anfänglichen »Nein« erkrankt Hildegard einmal mehr und als der Abt schließlich einwilligt – vielleicht nach dem Motto »Besser eine weit entfernte Äbtissin als gar keine« –, gesundet sie und zieht mit ihren Schwestern an den dreißig Kilometer entfernten

Kloster Rupertsberg Rupertsberg.

1150 gründet sie dort das gleichnamige und eigenständige Kloster. Nach anfänglichen Schwierigkeiten wächst die Gemeinschaft intensiv und das »Sprachrohr Gottes«, als das sie sich mittlerweile selbst bezeichnet, wird immer mehr zur Mahnerin und Lehrerin für die Persönlichkeiten ihrer Zeit und für die einfachen Leute, die in ihrem Kloster beraten, betreut und gesund gepflegt werden.

1151–1158 schreibt Hildegard zwei weitere Werke: »**PHYSICA**« – »Heilkraft der Natur« und »**CAUSAE ET CURAE**« – »Ursachen und Behandlung von Krankheiten«.

1158–1163 In diesem Zeitraum entsteht das »**LIBER VITAE MERITORUM**«, das Buch der Lebensverdienste, bekannt als »Der Mensch in der Verantwortung«. Gleichzeitig unternimmt sie Predigtreisen ins Frankenland, nach Lothringen und ins Rheinland.

Dies ist deshalb hervorzuheben, da es für Frauen damals völlig unüblich war, öffentlich Reden zu halten. Auf Marktplätzen appelliert sie an das Volk, die Liebe zu Gott nicht zu verlieren, zumal das **Schisma** (= Kirchenspaltung) damals eine zusätzliche Bedrohung für den Glauben darstellte.

1163 entsteht »**LIBER DIVINORUM OPERUM**«, das Buch vom Wirken Gottes, auch bekannt unter »Welt und Mensch«.

Während all der Zeit ist sie als Äbtissin, Mahnerin und Korrespondentin aktiv. Von ihrem regen Briefwechsel mit Adel und Klerus sind rund 300 Briefe erhalten geblieben. In der spärlichen Freizeit komponiert sie 77 Lieder und ein Singspiel. Sie wagt sich an eigene Klangbilder heran und beschreitet für damalige Verhältnisse völlig neue Wege. Sie empfiehlt das Singen und Musizieren zum »Stimmen der Seele«, denn nur eine gut gestimmte Seele diene zur Freude Gottes.

Hildegard gründet auf der anderen Seite des Rheins bei Rüdesheim das Kloster Eibingen. Diese zweite Klostergründung wird notwendig, da der Rupertsberg einen immensen Zuwachs erfährt.
Sie fährt zwei Mal pro Woche über den Rhein, um in beiden Klöstern nach dem Rechten zu sehen. (Das nur noch teilweise erhaltene Kloster Eibingen ist das einzige, in dem heute ein Museum untergebracht ist.)

**1164
Kloster Eibingen**

1178 wird das »Interdikt« (= Verbot kirchlicher Amtshandlungen) über das Kloster am Rupertsberg verhängt, weil Hildegard einen exkommunizierten Adeligen auf dem Klosterfriedhof beerdigen lässt. Als sie sich weigert, ihn exhumieren zu lassen, kommt es zu dieser schwerwiegenden Strafe.
Für ein Kloster war es die größte Strafe überhaupt, keine Gottesdienste mehr feiern, keine Sakramente empfangen und keine Loblieder mehr singen zu dürfen.
Sie gibt nicht nach und schreibt einmal mehr an den Klerus, sich seiner eigentlichen Aufgaben zu besinnen!
Am Anfang dieses Jahres wird das Interdikt schließlich wieder aufgehoben.

1178

1179

Am 17. September 1179 stirbt Hildegard. An ihrem Todestag ist Berichten zufolge ein großes helles Kreuz am Himmel zu sehen.

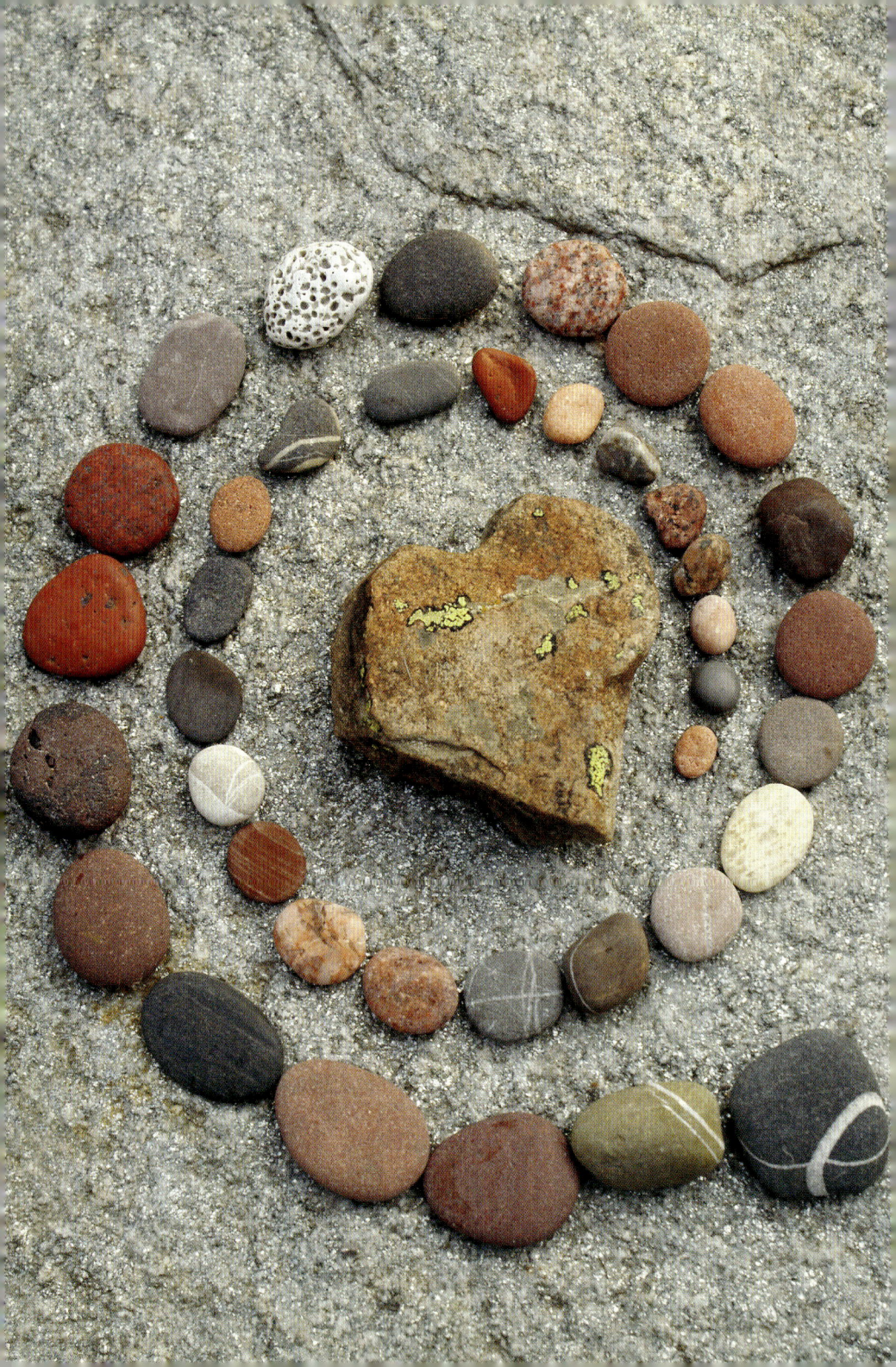

Warum überhaupt fasten?

Wir leben heute in einer Zeit, die uns alles bietet. Wir können uns nach Lust und Laune immer und überall mit Gütern jeglicher Art versorgen, alles ist im Überfluss vorhanden. Obwohl wir in allen Lebensbereichen aus der Fülle schöpfen, stellt sich eigenartigerweise auf Dauer keine Freude ein. Im Gegenteil, unser Lebensstil hinterlässt zunehmend einen schalen Geschmack. Der äußeren Fülle tritt ein Gefühl der inneren Leere entgegen, der Überfluss mündet in den Überdruss.

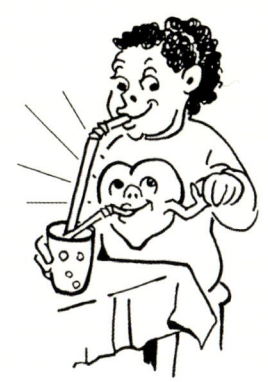

Warum ist das so? Weil uns mit fortschreitender Zivilisation unser natürlicher Lebensrhythmus abhanden gekommen ist. Schlafen und Wachen, Arbeiten und Ausruhen, Essen und Fasten befinden sich nicht mehr in einem gesunden **Gleichgewicht**. Wir wachen, arbeiten und essen viel zu viel und bemühen uns so lange nicht mehr um den notwendigen Ausgleich, bis uns unser Körper auf unangenehme Weise durch Krankheit oder Erschöpfung dazu zwingt.

Früher kam es aus verschiedenen Gründen immer wieder zu Versorgungsengpässen und dadurch automatisch zu Fastenzeiten. Diese waren zwar nicht freiwillig und dauerten oft zu lange, sie dienten aber zumindest der Wertschätzung von Essen. Die Fülle, in der wir heute leben, steht dazu in krassem Gegensatz und es geht darum, die so genannte „goldene Mitte" wieder zu finden. Hildegard von Bingen spricht von der *„Discretio"* und sagt: *„Die Seele liebt in allen Dingen das rechte Maß. ... Genauso wie es dem Magen schaden würde, immer voll zu sein, so der Seele, wenn der Leib immer im Vergnügen lebte."* Was ist aber das rechte Maß? Das rechte Maß kann jeder Mensch nur für sich selbst finden. Jeder kann nur für sich selbst spüren und

> Das Fasten ist eine Möglichkeit, Bewusstheit und Achtsamkeit zu pflegen.

> Jeder Mensch ist gefordert, sein eigenes rechtes Maß zu finden.

In der Menschheitsgeschichte gab es noch nie eine Epoche, in der so viele Menschen so viele Kilos zu viel hatten.

Nicht nur Philosophen und religiöse Lehrmeister fasteten vor wichtigen Entscheidungen, sondern auch großartige Politiker wie Gandhi bedienten sich dieser Möglichkeit einer klaren Entscheidungsfindung.

wissen, was ihm gut tut, was für ihn geeignet ist, vorausgesetzt, er ist dazu noch fähig. Es geht nicht um eine übertriebene Strenge oder Askese, sondern um eine gesunde Disziplin. Sie führt zu Gesundheit und Wohlbefinden und hilft uns, mit Zuversicht und Freude durch das Leben zu gehen.

Das Wort Fasten kommt aus dem Gotischen und bedeutet „(fest)halten", „beobachten", „bewachen". Und das weist schon auf den großen Unterschied zum Hungern hin. Während das Hungern „brennendes Verlangen", „wehtun", „schaden" bedeutet und durch äußere Umstände erzwungen wird, ist das Fasten ein freiwilliger Nahrungsverzicht. Als Bestandteil jeder Kultur und Religion hat das Fasten eine lange Tradition. Es wird gepflegt, um zu einer inneren Einkehr zu gelangen, um die eigene Sichtweise zu erweitern.
Beim Fasten geht es also nicht darum, sich körperlich zu kasteien, sondern sich selbst aufmerksam zu beobachten. Und das kann man durchaus mit viel Freude tun, denn sich selbst besser kennen zu lernen und neuen Seiten der eigenen Persönlichkeit zu begegnen, bietet vielfältige Chancen.

Da während des Fastens Körper, Geist und Seele besonders empfindlich reagieren, sollten eingeschlichene Gewohnheiten wie Rauchen, Kaffeetrinken, Alkoholkonsum, aber auch Dauerfernsehen, stundenlanges Computerspielen oder z. B. ständige Einkaufslust aufgegeben werden. Alle diese Laster wirken sich während des Fastens besonders belastend aus und verhindern die gewünschten Reinigungsprozesse auf allen Ebenen. Wird eine Zeit lang freiwillig darauf verzichtet, ist der erste Schritt getan, um wieder ein rechtes Maß zu finden bzw. sich vielleicht sogar auf Dauer von diesen Gewohnheiten zu verabschieden.

Nach Hildegard von Bingen ist das Fasten ein Universalheilmittel, das dem Menschen hilft, Probleme, Sorgen, Konflikte und Laster zu überwinden. Im vorliegenden Buch wird versucht, auf Grundlage ihrer Lehre, Orientierung für den einzelnen Fastenden zu bieten. Jeder Leser ist dennoch gefordert, mit Verstand und Gefühl selbst herauszufinden, was für ihn in der jeweiligen Lebenssituation hilfreich und heilsam ist, denn Hildegard weist immer wieder deutlich darauf hin, dass jeder für seinen Körper selbst verantwortlich ist.

Fasten ist ein Universalheilmittel

Die Vorteile des Fastens:
• Sie erhalten neue Energie
• Sie bekommen neue Einsichten und Perspektiven
• Ihre Sinne werden geschärft
• Sie haben mehr Zeit (die Zeit für das Einkaufen, Kochen und Essen fällt weg)
• Sie werden ruhiger und ausgeglichener
• das Fasten führt Sie in Ihre Mitte
• Schlacken- und Giftstoffe werden ausgeschieden
• Leiden wie z. B. Rheuma, Migräne, Allergien, Blutdruckprobleme werden gelindert bzw. ganz ausgeheilt
• Ihre Fettreserven werden abgebaut
• gemeinsames Fasten verbindet

Fasten auf körperlicher Ebene

Der freiwillige Verzicht auf Nahrung ermöglicht dem Körper, wichtige innere Reinigungsprozesse durchzuführen. Schlacken und Giftstoffe werden ausgeschieden, Altlasten werden verbrannt, der Körper wird so richtig „durchgeputzt". Da der Körper während des Fastens von den eigenen Fettdepots lebt, kommt es

„Achte auf deinen Körper, damit sich die Seele darin wohl fühlt."

Fasten führt zu Spannkraft

auch zu einem Gewichtsverlust und damit verbunden zu mehr Beweglichkeit und Spannkraft. Der gesamte Mensch wird gesunder, fröhlicher, schöner und strahlender.

Aktuelle Untersuchungen belegen, dass schon ein freiwilliger Fastentag pro Woche die Krankheitsanfälligkeit verringert.

Beim Hildegard-Fasten werden weder Kalorien gezählt noch Tabellen geführt, sondern es wird auf einen ganzheitlichen Ansatz Wert gelegt.

Fasten auf geistiger Ebene

Aus der Psychologie wissen wir, dass uns der erste intensive Gedanke nach dem Aufwachen den ganzen Tag hindurch beeinflusst. Denken Sie deshalb am Morgen an etwas, das Sie freut.

Fasten bedeutet nicht nur eine Zeit lang wenig bzw. gar nichts zu essen, sondern fordert auch auf, geistigen Ballast abzuwerfen. Belastende Meldungen aus Zeitung und Radio haben in einer Fastenzeit nichts verloren und auch „geistiger Sondermüll" wie Klatsch und Tratsch sind zu meiden. Es stellt sich überhaupt die Frage, wozu wir uns im Alltag damit befassen. Macht es uns gesunder, glücklicher und freier? Das Fasten bietet die Gelegenheit, sich die eigenen Gedanken bewusst zu machen. Denke ich vor allem an Negatives oder nehme ich auch die schönen Dinge in meinem Alltag wahr? Bin ich überhaupt noch in der Lage, den schönen Ereignissen in meinem Leben Aufmerksamkeit zu schenken?

Durch das Fasten wird viel Energie frei, die wir für positive geistige Beschäftigungen nützen sollten. Die Wahrnehmung wird geschärft, die Gedanken werden klarer und auch das Zeitgefühl verändert sich. Vorhaben lassen sich jetzt viel leichter umsetzen und Probleme, die lange unlösbar schienen, zeigen sich von einer neuen Perspektive.

Fasten auf seelischer Ebene

Da der Körper nun nicht mehr ständig mit dem Verdauen von Speisen beschäftigt ist, hat die Seele endlich eine Chance, auf sich aufmerksam zu machen. Unterdrückte Ängste und Sorgen können zum Vorschein kommen und aufgearbeitet werden. Dies gelingt mitunter schon dadurch, dass wir sie einfach einmal wahrnehmen und hinterfragen. Wovor beschützt mich meine Angst? Was verhindert sie? Gibt es andere Möglichkeiten, mit dem Problem umzugehen? Wer oder was könnte mir helfen? Die Auseinandersetzung mit solchen Fragen kann eigene Blockaden deutlich machen und zu Lösungsansätzen führen. Diese wiederum beinhalten die Chance einer persönlichen Weiterentwicklung.

Während des Fastens wird oft besonders intensiv geträumt. Dadurch kann viel Belastendes be- und verarbeitet werden.

Es ist auf jeden Fall sinnvoll und zielführend, sich die Unterstützung eines erfahrenen Experten (z. B. eines Therapeuten oder eines Fastenleiters) zu gönnen.

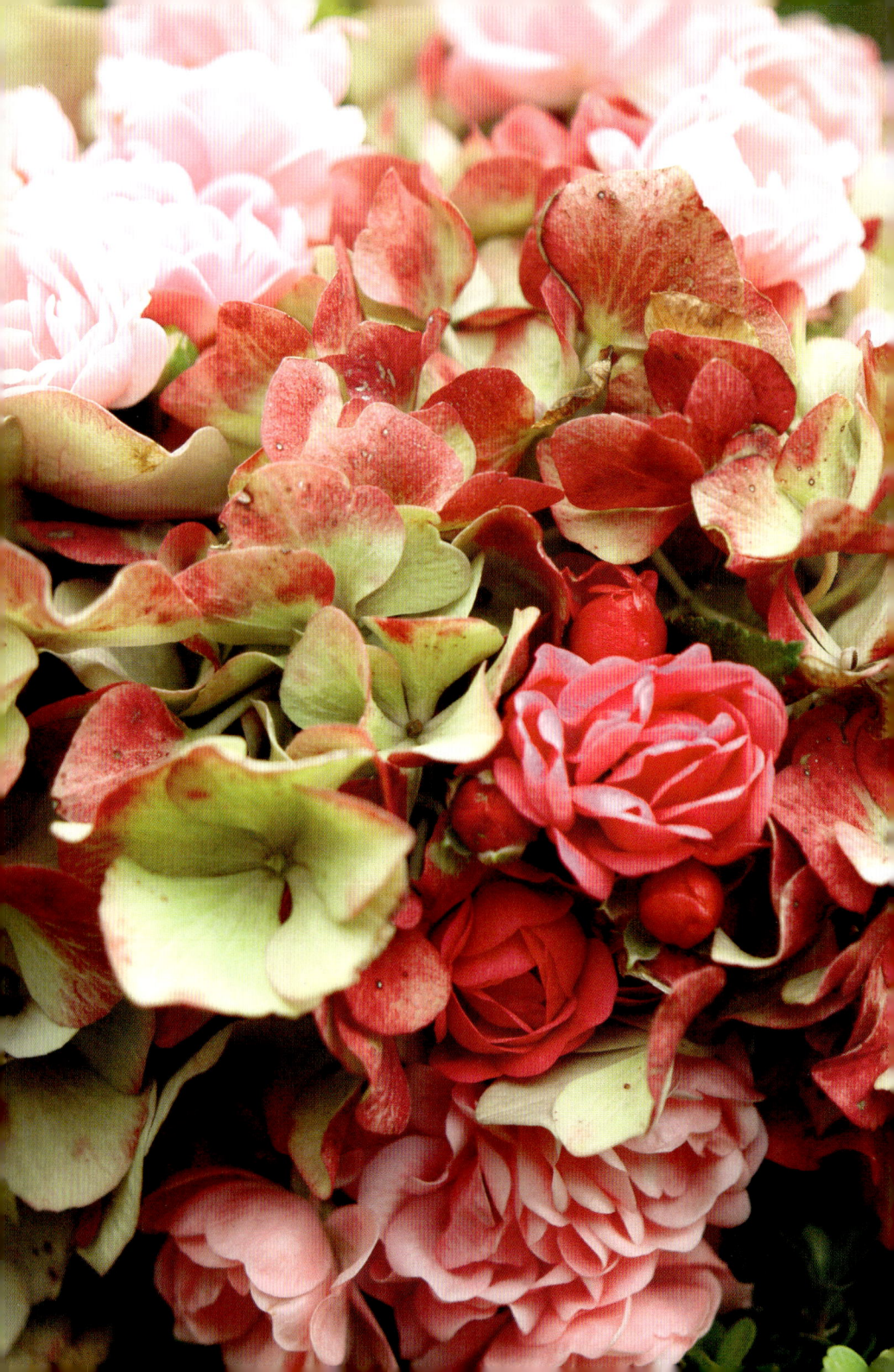

Spiritualität

Der Begriff Spiritualität ist sehr in Mode gekommen. Was damit gemeint ist, ist den meisten Menschen allerdings nicht so recht klar, denn die Vorstellungen davon sind genauso zahlreich wie unterschiedlich. Ursprünglich verstand man unter Spiritualität das „Geistige" im Gegensatz zum Weltlichen. Mit der Zeit kam es allerdings zu einer überhöhten Vorstellung dessen, was Spiritualität sein soll, und gleichzeitig zu einer Entwertung des Alltäglichen, des Irdischen.

Wir Menschen sind beseelte Wesen, Geschöpfe, in denen der Funke Gottes zum Leben erwacht ist. Wir sind in unserem Innersten spirituell und es ist eine unserer Aufgaben, in dieses Innerste vorzudringen, es kennen zu lernen, es freizulegen und uns selbst als einzigartige Menschen anzuerkennen und wertzuschätzen.

Wir sind im Innersten spirituell

Spiritualität kann man nicht in Kursen oder aus Büchern auf die Schnelle „lernen". Es ist vielmehr eine Haltung, die man einnimmt und in der man sich mit Hilfe der Hildegard-Tugenden immer wieder übt. Wir alle kennen unsere Eitelkeiten und Schwächen, denen wir gerade in der Fastenzeit – aber auch danach – achtsamer und neu begegnen können. Übungsmöglichkeiten stellt das Leben täglich zur Verfügung:

- Wir können uns in **Geduld** üben, besonders dann, wenn wir gerade keine Zeit haben.
- Wir können eine Situation mit **Barmherzigkeit** betrachten, ohne gleich zu urteilen und zu verurteilen.
- Wir können **Großzügigkeit** walten lassen, auch wenn wir dadurch einen kleinen Nachteil haben.

Tugend-Übungen

- Wir können **Zurückhaltung** und **Demut** – eine sehr stärkende Kraft – an den Tag legen, um der Gier und dem Geiz beizukommen, die uns beide innerlich schwächen und uns klein und kleinlich machen.

Eine spirituelle Haltung kann man erlangen, indem man sich in **Achtsamkeit** übt. Sie verschafft den Hildegard-Tugenden Raum und lässt uns unserem Innersten näher kommen. Die Achtsamkeit und das bewusste Sein sind wunderbare „Lernhilfen" auf dem Weg des Nach-spürens und des In-sich-Hineinhörens und wie Willigis Jäger sagt: „Ein spiritueller Weg, der nicht in den Alltag führt, ist ein Irrweg."

**Achtsamkeits-
übungen**

Achtsamkeitsübungen:
- Gehen Sie **langsam** und achten Sie auf jeden einzelnen Schritt.
- **Betrachten** Sie Ihre Umgebung, als wäre es das erste Mal.
- Reden Sie **leiser** als üblich und nach Möglichkeit auch weniger.
- **Horchen** Sie einem Menschen aufmerksam zu, zeigen Sie Interesse und stellen Sie bewusst Fragen.
- Versuchen Sie zu **„schauen"** anstatt zu sehen und versuchen Sie, über das scheinbar Selbstverständliche zu **staunen**.
- **Atmen** Sie bewusst ein und aus und achten Sie auf die Tiefe jedes einzelnen Atemzugs.
- Decken Sie den Tisch **liebevoll**.
- **Halten Sie** vor dem Essen bewusst **inne** und danken Sie aus dem tiefsten Inneren für die Mahlzeit. Ein Großteil der Weltbevölkerung kann nicht selbstverständlich täglich essen.
- Nehmen Sie Gegenstände des täglichen Bedarfs bewusst in die Hand und **spüren** Sie nach, wie sie sich anfühlen.

- Machen Sie den Abwasch mit **Freude** und **Bewusstheit**.
- Putzen Sie das Bad mit **Dankbarkeit** darüber, dass Sie – weltweit gesehen – zu den wenigen Menschen gehören, die über ein Badezimmer verfügen.
- Lassen Sie einem anderen Menschen den **Vortritt**.
- Fahren Sie **langsam** und halten Sie an, um einen Fußgänger über die Straße zu lassen.
- **Grüßen** Sie bewusst einen Menschen, der verschlossen wirkt.
- **Rufen** Sie jemanden an, mit dem Sie nicht ganz in Frieden sind, oder **schreiben** Sie der Person eine Karte.
- **Lächeln** Sie aus Ihrem Innersten heraus.
- Gehen Sie erst als Letzte/r ans Buffet und **schöpfen Sie nur so viel** auf den Teller, **wie Sie wirklich essen** (möchten).

Gebet – Meditation
Zu einem ganzheitlichen Fasten gehört auch das Gebet oder die Meditation.
Ein Gebet stärkt auf ganz besondere Weise und wirkt auf unsere Seele. Es kann im herkömmlichen Sinn gehalten werden und durch Rezitieren von bekannten Texten stattfinden, es kann aber auch als freies Gespräch mit Gott oder als Zwiesprache mit sich selbst gestaltet werden.

Gebet

Auch bei der Meditation gibt es verschiedene Möglichkeiten und es liegt bei jedem/r Einzelnen, die passende Art zu finden. Bei der Meditation wird nicht nachgedacht, sondern man lässt Gedanken, die kommen, wertfrei wieder ziehen. Das Zulassen von Gedanken wirkt reinigend und zeigt auf, woran das Unbewusste arbeitet. In solchen Prozessen kann ein Gespräch mit

Meditation

Gedanken einem Fastenbegleiter, einem Therapeuten oder einem
zulassen Seelsorger hilfreich und klärend sein. Nutzen Sie gerade die Fastenzeit dazu, mit der Meditationspraxis zu
beginnen oder diese zu vertiefen.

Beginnen Sie mit 10 Minuten „Sitzen in der Stille" und
dehnen Sie die Zeit auf 20 Minuten aus. Im Idealfall
machen Sie diese Übung zweimal täglich.

Meditationen im Liegen oder ein Entspannen mit Musik
und das Hören von so genannten Meditationskassetten
sind Übungen, die man während einer Fastenzeit ein-
bauen kann, sie ersetzen aber nicht die tiefgehende Erfahrung einer Meditation im eigentlichen Sinn.

Das Vorherwissen Gottes
Antiphon der Hildegard von Bingen

Wie wunderbar ist das Vorherwissen des göttlichen
Herzens, das jede Kreatur im Voraus gewusst hat.
Als nämlich Gott ins Gesicht des Menschen sah,
den er gebildet hatte,
erblickte er alle seine Werke
in dieser unversehrten Gestalt des Menschen.
Wie wunderbar ist der Lebensatem,
der so den Menschen zum Dasein weckte!

Die Liebe strömt über
Antiphon der Hildegard von Bingen

Die Liebe strömt über und überflutet das All,
von den Tiefen bis zu den höchsten Sternen empor,
und in allen Dingen liebt sie in höchstem Maße,
denn dem höchsten König
hat sie den Friedenskuss entboten.

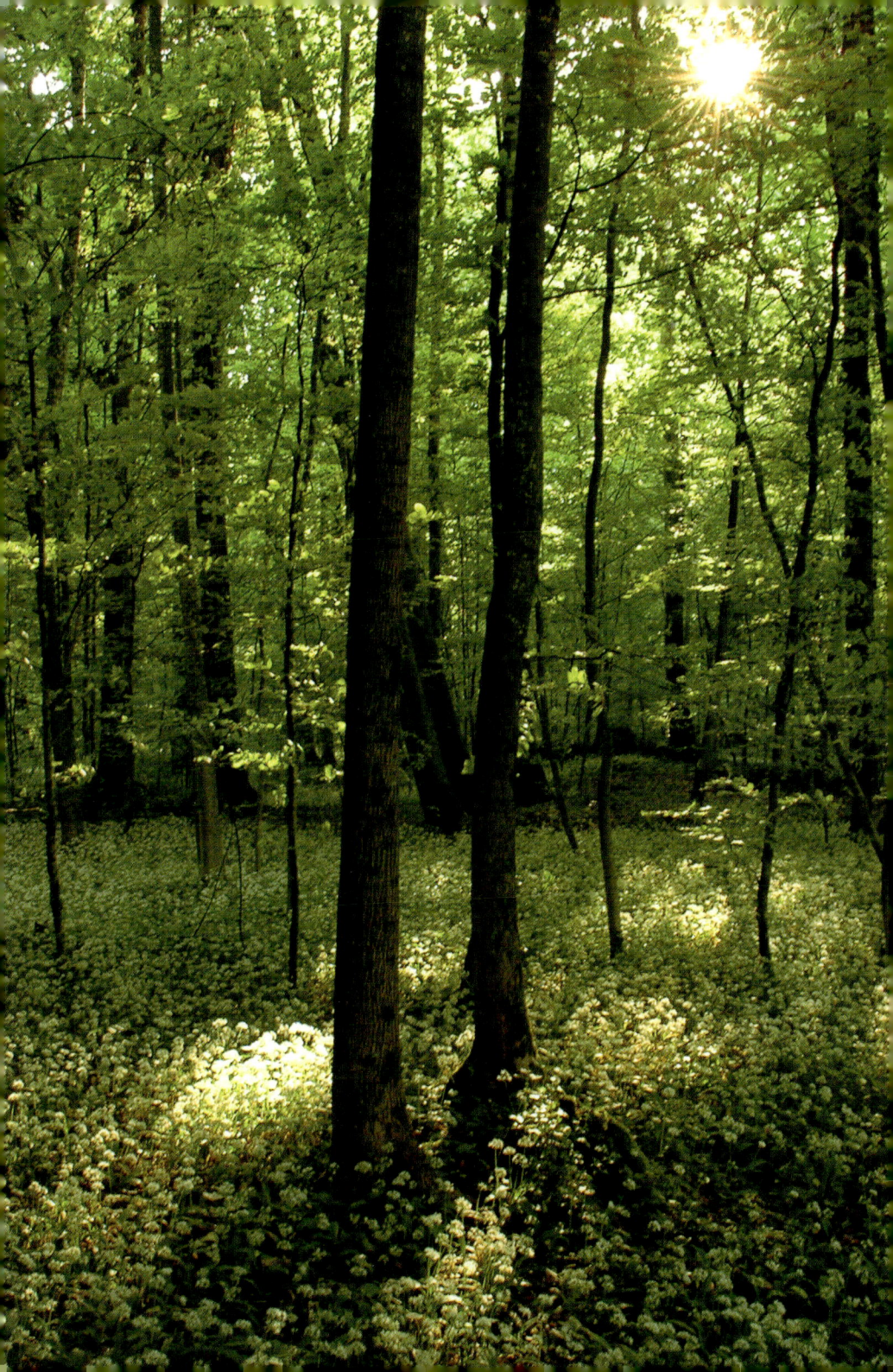

Gründe für eine Fastenzeit

Vor einer Fastenzeit ist es sinnvoll, sich nach den Beweggründen für das Fasten zu fragen. Geht es darum, einige Kilos abzunehmen, sich wieder einmal völlig anders und neu zu spüren, den Körper zu entlasten, sich selbst wieder wertzuschätzen oder sich zum Beispiel einfach nur wohler in seiner Haut zu fühlen? Machen Sie sich klar, warum Sie fasten wollen, und halten Sie sich Ihren Beweggrund wie ein Ziel immer wieder vor Augen. Das wird Sie ein gutes Stück durch Ihre persönliche Fastenzeit tragen. Hier sind unterschiedliche Beweggründe von Fastenden aufgelistet. Vielleicht sind einige dabei, die für Sie anregend sind und Sie zusätzlich motivieren, selbst zu fasten:

„Ich faste, weil ich einen zu hohen Blutdruck habe. Während und auch nach dem Fasten fühle ich mich dann immer wohler. Auch das Gefühl beim Fasten ist immer ein ganz besonderes – ich will es wieder einmal spüren."

„Ich habe Schmerzen in den Gelenken und es ist ein super Gefühl, wenn die Gelenksschmerzen aufhören."

„Ich bin ein Genussmensch und wieder einmal wütend auf meinen Bauch. Es ist an der Zeit, mir selbst wieder Grenzen zu setzen, deshalb konnte ich heuer die Fastenzeit kaum erwarten. Zudem klärt das Fasten den Geist und ich habe eine Woche ganz für mich allein."

„Fasten hat für mich auch einen religiösen Aspekt, es gehört einfach in meinen Jahresablauf. Ich möchte außerdem wieder Herrin über meinen Körper und meine Seele sein und ganz in mich hineinspüren."

„Ich faste, weil ich es kenne und es doch immer wieder eine tolle Erfahrung ist. Dass ich beim Fasten und auch danach besser schlafe, ist eine angenehme Begleiterscheinung, auf die ich mich schon wieder freue."

„Ich kenne das Gefühl ‚Hunger' nicht, deshalb möchte ich das Fasten als Erfahrung kennen lernen und ich interessiere mich auch für die Informationen, die ich in der Fastengruppe erhalte."

„Ich habe kein Sättigungsgefühl mehr und möchte durchs Fasten Disziplin üben, um die Wertschätzung fürs Essen wiederzuerlangen. Ich fühle mich auch müde, bin träge und langsam und erhoffe mir durchs Fasten neue Energie."

„Ich habe nie das Gefühl von ‚genug' und will nun wissen, was das Fasten mit mir macht. Ich möchte lernen, langsam und bewusst zu essen."

„Ich möchte freiwillig reduzieren, bevor ich dazu gezwungen werde, denn die alten Gewohnheiten haben mich im Griff, statt umgekehrt. Ich möchte wieder ein Wohlgefühl spüren und innerlich aufräumen."

„Es gibt zu viel von allem und ich möchte bewusst weg von der Fülle. Beim Fasten bekomme ich einen klaren Kopf und komme wieder auf das Wesentliche zurück. Das hilft auch beim Treffen von Entscheidungen, denn da bin ich meist so zögerlich."

„Ich faste aus Neugier, weil ich schon viel davon gehört habe, es selbst aber noch nicht kenne. Zudem möchte ich mehr über Hildegard und ihre Lehre erfahren."

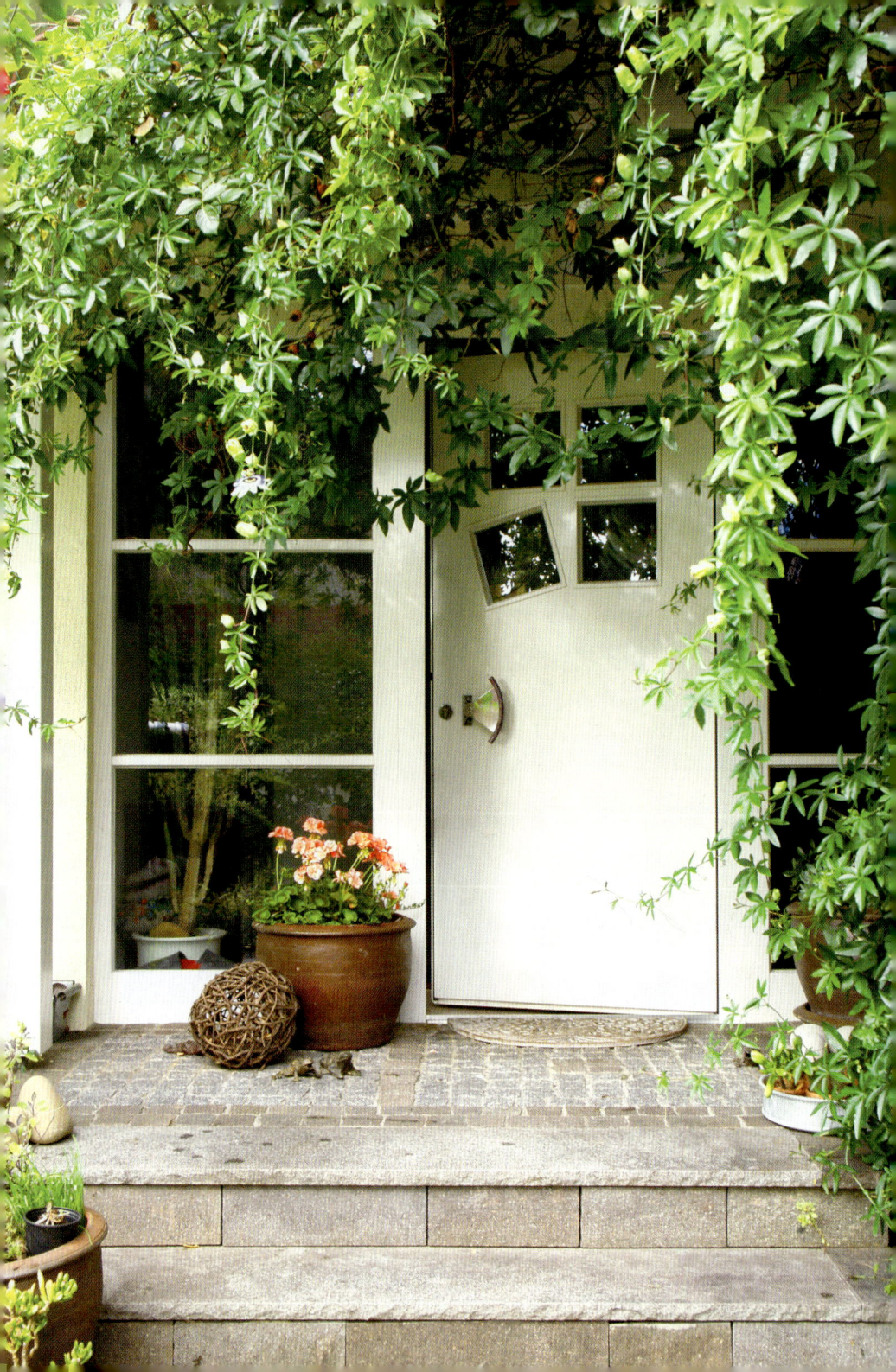

Vorbereitung auf das Fasten

Eine entscheidende Grundlage ist die **positive Einstellung** zum Fasten selbst. Sie hilft mit, das angestrebte Fastenziel zu erreichen. Wer das Fasten als Chance zur körperlichen, seelischen und geistigen Erneuerung sieht, ist schon ein großes Stück auf dem Fastenweg vorangekommen.
Es ist sehr hilfreich, im Vorfeld des Fastens die Frage „Warum faste ich?" genau zu klären. Was sind meine Beweggründe? Wurde ich zum Fasten überredet, oder ist es mein eigener Wunsch, mich eine Zeit lang bewusst einzuschränken? Geht es in erster Linie um Kilos oder geht es um ein neues „Bewusst-sein"?

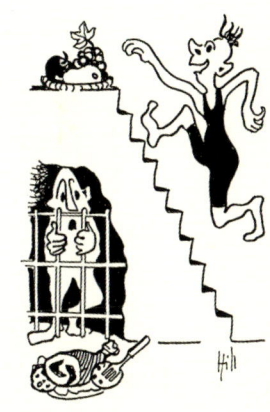

Wenn Sie sich Ihre **Motivation** für das Fasten sehr gut vor Augen führen, werden Sie den freiwilligen Nahrungsverzicht bzw. die freiwillige Nahrungseinschränkung auf Zeit viel besser aushalten. Warum das Fasten Sinn macht und welchen Gewinn es Ihnen bringt, werden Sie bald am eigenen Leib und an der eigenen Seele erfahren. Genauso wichtig ist es, sich über die möglichen Hürden oder die eventuell auftauchenden Schwierigkeiten Gedanken zu machen. Wenn Sie schon im Vorfeld überlegen, wo solche „Herausforderungen" liegen könnten, sind Sie nicht allzu überrascht, wenn sie dann tatsächlich eintreffen, und Sie können entsprechend darauf reagieren. Im Kapitel „Fastenhilfen bei Fastenkrisen" (s. Seite 51) wird auf die häufigsten Probleme eingegangen.

> Ein Kilo bei guter Laune und dauerhaft abgenommen ist mehr wert als drei erzwungene Kilos, die nach kürzester Zeit wieder auf die Waage drücken.

Auch die **Fastendauer** bedarf einer guten Vorbereitung. Notieren Sie, wie lange Sie mindestens fasten möchten, und denken Sie daran, sich nicht zu überfordern. Es ist besser, einen Zeitrahmen abzustecken, der auch gut durchzuhalten ist, als nach der Hälfte der geplanten Zeit entnervt aufzugeben. Planen Sie zudem Ihre Fastenzeit so, dass in dieser Zeit weder beruflich noch privat mit Belastungen zu rechnen ist. Auch geplante Familienfeiern oder gesellschaftliche Zusammenkünfte sollten nicht unbedingt in Ihre Fastenzeit fallen.

> Sie könnten sich z. B. drei Brotfastentage vornehmen und die Fastendauer dann tageweise verlängern.

Suchen Sie sich, wenn möglich, einen oder mehrere **Fastenpartner**. Das Fasten zu zweit oder in einer Gruppe ist eine große Hilfe, denn es stärkt in „schwachen" Phasen und motiviert stets aufs Neue, die geplante Zeit durchzuhalten. Gerade in einer Gruppe entwickelt sich durch das gemeinsame Fasten eine spezielle Energie und es kommt häufig zu tiefen und berührenden Gesprächen. Der Austausch von Erfahrungen und Gefühlen, die man während des Fastens erlebt, ist wertvoll und wichtig. Man fühlt sich eingebunden und getragen. Wenn Sie nicht die Möglichkeit haben, mit jemandem zu reden, dann notieren Sie Ihre Gedanken in ein Fastenheft. Es ermöglicht, sich Belastendes von der Seele zu schreiben und es so loszulassen.

Notieren Sie Ihre Gedanken in ein Fastenheft

Die Zeit des Fastens ist immer eine intensive Zeit, in der das eigene Leben in einer neuen Perspektive wahrgenommen wird. Es ist aber auch sinnvoll, in dieser Zeit für Bewusstheit und neue Lebensqualität zu sorgen: durch regelmäßige Zeiten der Ruhe, durch Entspannung, durch gute Gedanken. Ein wertvolles Ritual, das im Alltag vieler Menschen fast verloren gegangen ist, ist z. B. das **Tischgebet**. Es bietet die Gelegenheit, innezuhalten und zu danken. Es kann ein gemeinsam gesprochenes Gebet sein oder einfach ein stiller „Ge-Danke".
Ein schönes gemeinsames Ritual ist es, sich bei den Händen zu fassen und zu sagen: „Wir verbinden uns

> Ihr Gebet könnte so aussehen, dass Sie Ihre Hände an den Tellerrand legen und innerlich danken, dass Sie täglich genug zu essen haben.

mit jedem Wesen dieser Erde, mit jedem Samen, der keimt, und mit dem ganzen Universum." Ein ebensolches Ritual mit Kindern könnte lauten: „Wir wünschen guten Appetit und essen, was es gibt!"
Wer aus irgendeinem Grund nicht beten kann oder nicht beten will, sollte dennoch das Essen in aller Ruhe betrachten und sich darüber freuen.

Fastenliste

Die folgende Fastenliste ist sehr ausführlich gehalten und soll Ihnen eine Orientierung auf die eventuell benötigten Gewürze, Lebensmittel und sonstigen Utensilien bieten. Je nach Fastenart brauchen Sie nur einen Teil der angegebenen Mittel und Gegenstände. Lassen Sie sich durch die Auflistung motivieren, vor Ihrer Fastenzeit Ihre persönliche Fastenliste zusammenzustellen.

Gewürze, Lebensmittel, Fastenhilfen	**hilfreich für**
Beifuß	Verdauung
Bergkristall	Kristallwasser als Getränk
Bertrampulver	Verschleimung/Verdauung
Bertramwurzel	Verdauung
Betonikakissen	guten Schlaf
Birnbreipulver	Ausleitung
Birnen	Birnbrei
Brottrank	Kräftigung
Dachsfell	Kreislauf
Dinkelbrot	Fastenspeise
Dinkelgrieß	Fastensuppe
Dinkelkissen	Entspannung

Es ist ratsam, während des Fastens keinen Kaugummi zu kauen, da dieser die Bildung von Magensäften anregt und dadurch Hunger entsteht. Das Kauen von Wurzeln hat diesen Effekt nicht.

Dinkelkörner	Dinkel-Kopfsalat
Edelkastanienholz	Kreislauf
Fastenheft	Belastungen loswerden
Flohsamen	Verdauung
Frottee-Handschuh	Wickel, Erwärmung
Frottee-Handtücher	Wickel
Galgantpulver	sorgt für Wärme
Galgantwurzel	Kreislauf
Gemüse	Fastenbrühe
Goldtopas	Morgenmeditation
Grüne Fenchelkörner	guten Atem
Indischer Blutjaspis	guten Schlaf und Mut
Kopfsalat	Fastenspeise
Leinsamen	Wickel
Lieblings-CD	Entspannung
Maronihonig	Stärkung
Massagehandschuh	Massage
Meersalz	Fußbäder
Muskatnuss	Stimmung
Petersilienhonigwein	Kreislauf
Quendel	Hautreinigung
Quittentabs	Übersäuerung
„Sanfte" Literatur	Belohnung
Sellerie-Mischpulver	Schmerzen
Sisalbürste	Massage
Süßholzwurzel	Verdauung
Tee	Fastengetränk
Wärmflasche	Wohlbefinden
Zimt	Universalheilmittel

Sie benötigen je nach Fastenart nur einen Teil dieser Liste.

Die Seitenangaben für Zubereitung und Anwendung der einzelnen Rezepte bzw. Heilmittel finden Sie im Verzeichnis am Ende des Buches.

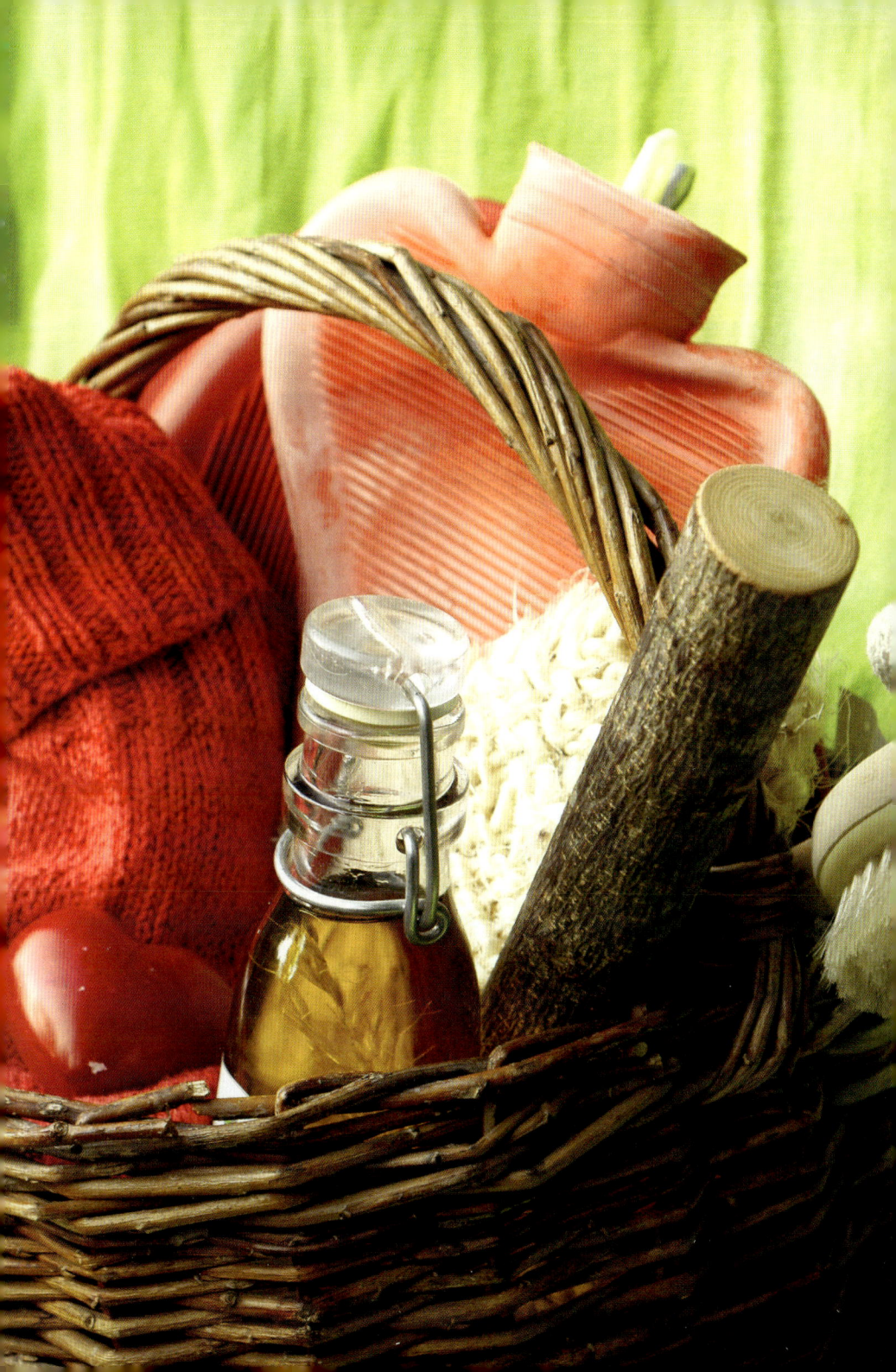

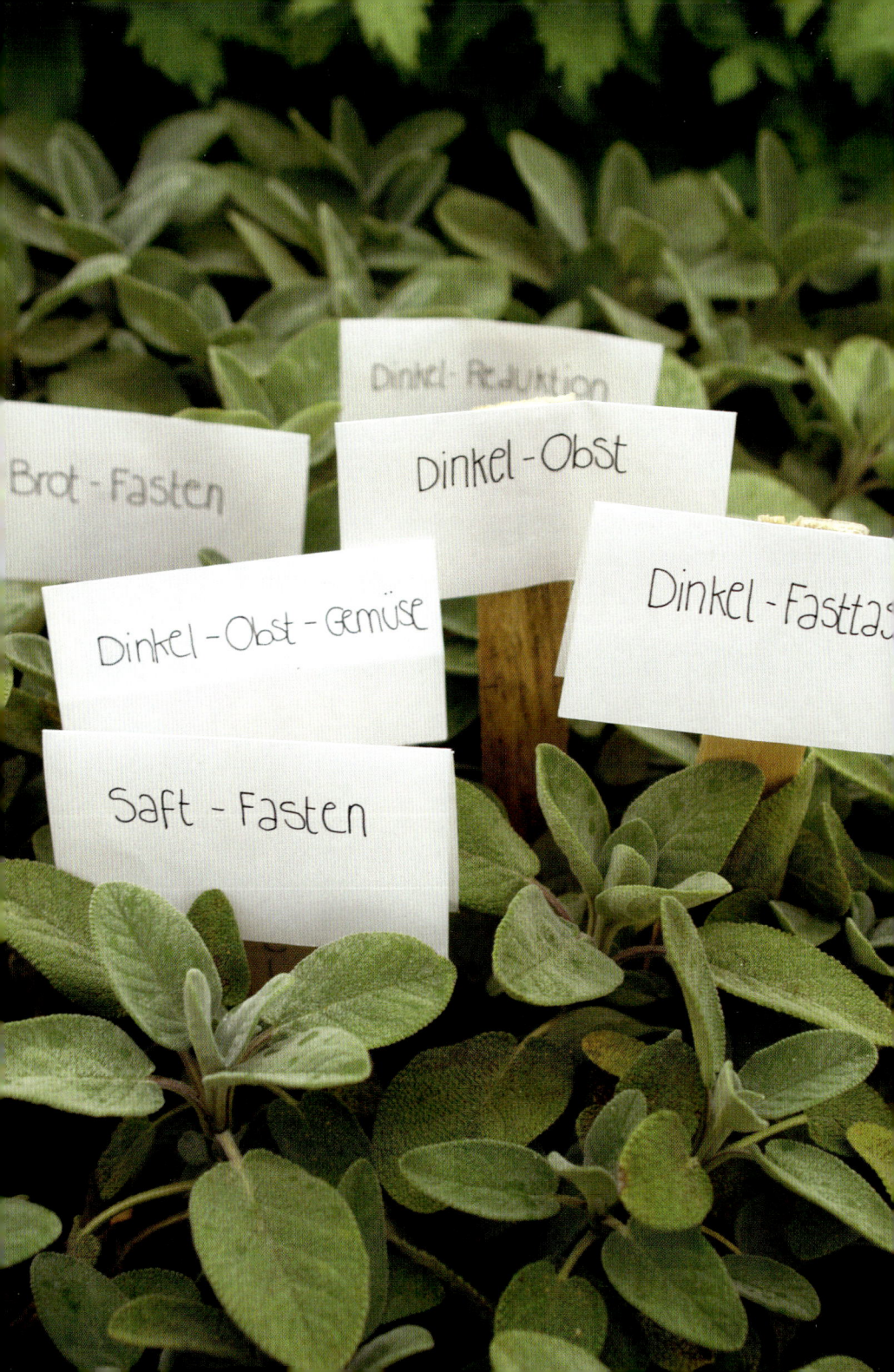

Die verschiedenen Arten des Hildegard-Fastens

Es ist nicht für jeden Menschen alles gleich bekömmlich und gleich wohltuend. Daher sollte bei der Wahl der Fastenart auch immer auf den eigenen Charakter und die Persönlichkeit geachtet werden. Manche Menschen halten sich diszipliniert und konsequent an Vorgaben, andere wiederum genehmigen sich „Belohnungen". Es macht also Sinn, von vornherein genau zu überlegen und nachzuspüren, welche Fastenart und welche Fastendauer man sich gut zumuten kann.

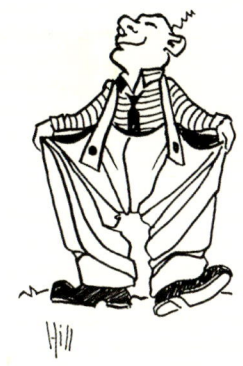

Fastenerfahrene werden ihre Ziele wahrscheinlich weiter stecken als Menschen, für die das Fasten völlig neu ist. Das Fasten soll ja nie eine Strafe sein, sondern sich auf einen gewissen Zeitraum beschränken, der gut eingehalten werden kann. Grundlage jeder Entscheidung ist die „Discretio" (s. Seite 15), das richtige Maß. Sie sollte auch auf dem Fastenweg ein ständiger Begleiter sein.

Hildegards Stellung zum Fasten ist eindeutig: *„Wenn sich die Menschen in übertriebener Weise der Nahrung enthalten, so dass sie ihrem Körper nicht die richtige und angemessene Nahrung zuführen, werden die einen instabil und leichtlebig in ihrer Lebensweise, andere durch viele große Beschwerden bedrückt. Dann ereignen sich manchmal Katastrophen in ihrem Körper, weil die Elemente, die in ihnen sind, durcheinander geraten."*

> Beim Fasten ist auch Erfolg wichtig, damit das positive Erlebnis überwiegt und zur Nachahmung oder Wiederholung anregt.

Es geht niemals darum, Fasten als Wettbewerb zu sehen und zu testen, wer es am längsten durchhält oder wer auf die schwierigste Art fastet. Fasten soll immer als sanfter Prozess verstanden werden, als Prozess, der auf körperlicher, geistiger und seelischer Ebene Wohlbefinden bewirkt. Hildegard weist auch

Personen, die regelmäßig Medikamente einnehmen, dürfen diese nur dann absetzen oder die Dosis nur dann verändern, wenn sie es mit ihrem behandelnden Arzt abgesprochen haben.

darauf hin, dass das Saft-Fasten nicht für jeden Menschen geeignet ist. Für chronisch Kranke und Patienten mit akuten Infektionskrankheiten ist es nicht geeignet. Auch hochmütige Menschen dürfen nach Hildegard nicht fasten, da sie sonst noch hochmütiger werden. Schwermütige, depressive Menschen warnt sie ebenfalls davor, da es ihre Schwermut nur noch verstärken würde. Sie sollen sich vielmehr Schönes gönnen und die feine Hildegard-Küche genießen. Diese beruht auf dem Prinzip der Subtilität (s. Seite 135), d. h. die Lebensmittel werden nach dem von Hildegard beschriebenen Heilwert ausgewählt und helfen dem Betroffenen, wieder in eine bessere Gemütslage zu gelangen.

Die wichtigsten Grundregeln beim Fasten:
• für Ruhe und Entspannung sorgen
• Dinge tun, die Freude machen (z. B. ein gutes Buch lesen, beruhigende Musik hören)
• sich viel in der Natur bewegen und dadurch Grünkraft („viriditas", s. Seite 131) „tanken"
• nur zu festgesetzten Zeiten essen
• aufmerksam und bewusst essen
• mit Freude und Dank, in Form eines „Ge-Dankens" bzw. Gebets, essen
• nicht zu heiß oder zu kalt essen oder trinken
• jeden Bissen gut einspeicheln und mindestens 30 Mal kauen
• in angenehmer Gesellschaft essen
• ausreichend trinken (Tee, Steinwasser)
• die letzte Mahlzeit des Tages noch bei Helligkeit einnehmen, damit sie richtig verdaut werden kann

Pro kg Körpergewicht mindestens 35 ml Flüssigkeit trinken, das sind bei 60 kg ca. 2 Liter Flüssigkeit, bei 70 kg etwa 2½ Liter.

Diese Regeln sollten natürlich nicht nur auf die Fastenzeit beschränkt bleiben, sondern danach auch in den Alltag übernommen werden.

Wir unterscheiden folgende Arten des Fastens:
Dinkel-Obst-Gemüse-Fasten
Dinkel-Reduktionskost
Dinkelbrot-Fasten
Hildegard-Saft-Fasten

Dinkel-Obst-Gemüse-Fasten

Das Dinkel-Obst-Gemüse-Fasten ist die leichteste Fastenart und kann von jedermann durchgeführt werden. Der Begriff Fasten bezieht sich hier auf den Verzicht von Fleisch und tierischen Fetten. Die Einschränkung soll den Umstieg auf eine fleischarme Dauerernährung erleichtern.

Die leichteste Fastenart

So könnte ein solcher Fastentag aussehen:

Frühstück
Hafermus oder
1–2 Scheiben Brot mit Johannisbeergelee

Mittagessen
Risotto und Salat oder
Gemüselaibchen und Salat

Ersetzen Sie beim Essen Quantität durch Qualität.

Abendessen
Grießsuppe oder
Kürbiscremesuppe

Beim Dinkel-Obst-Gemüse-Fasten ist, wie bei jeder anderen Fastenart auch, Bewegung in der frischen Luft, also ein „Viriditas-Tanken" (s. Seite 131) eine wichtige Begleitmaßnahme.
Auch ein kurzer Mittagsschlaf und das liebevolle und bewusste Verrichten von notwendigen Arbeiten gehört zu einem ganzheitlichen Fasten.

Wählen Sie sich Ihre Bewegungsart nach Lust und Laune aus: spazieren, joggen, Rad fahren, Nordic walking …

Dinkel-Reduktionskost

Hilft bei Bluthochdruck und Stoffwechselerkrankungen

Diese Form des Fastens ist eine sehr milde Methode, die ohne jegliches Gesundheitsrisiko über mehrere Monate hinweg angewendet werden kann. Sie erweist sich bei Übergewicht und Fettsucht, aber auch bei Bluthochdruck und Stoffwechselerkrankungen als besonders wirksame Maßnahme.

Bei der Dinkel-Reduktionskost isst man jeden zweiten Tag drei Mal täglich Dinkelbrot, und zwar nur so viel, bis sich ein Sättigungsgefühl einstellt. Die Brotration am Mittag darf je nach Belieben auch durch einen Dinkel-Kopfsalat (s. Seite 74) ersetzt werden. Es ist ganz wichtig, jeden Bissen sehr gut zu kauen. Dazu und zwischendurch trinkt man Fencheltee. Jeden anderen zweiten Tag ernährt man sich normal, das heißt nach den Ernährungsprinzipien der Hildegard von Bingen: viel Gemüse, Obst und Dinkel in jeder Form (Dinkelnudeln, Dinkelreis, Dinkelgrieß usw.).

> Ganzheitliches Fasten macht nur dann Sinn, wenn man auf Genussgifte wie Alkohol und Zigaretten verzichtet.

Dinkeltage könnten folgendermaßen aussehen:

Frühstück
Flockenmus oder
Dinkelkörner-Mus

Mittagessen
Fenchelschiffchen oder
Zucchiniküchlein

Abendessen
Apfel-Topfen-Auflauf oder
Mangoldsuppe

Die Reduktionstage werden als sehr wohltuend erlebt, denn es entsteht kein Hungergefühl. Außerdem bietet der Genuss von Brot allein ein neues Geschmackserlebnis, das gerade in Zeiten der Einfachheit wieder neu geschätzt wird. Da zudem keine tierischen Fette angeboten werden, greift der Körper auf seine eigenen Fettspeicher zurück und baut diese nach und nach ab. Im Laufe der Zeit findet so eine gründliche Entschlackung statt, und es wird stetig Gewicht abgenommen.

> Wichtige Fastengewürze: Galgant und Zimt wärmen den Körper. Bertram hilft mit, Schlackenstoffe auszuscheiden. Quendel trägt zur Hautreinigung bei, Muskatnuss macht fröhlich und Beifuß sorgt für eine gute Verdauung.

Dinkelbrot-Fasten

Das Dinkelbrot-Fasten kann, ganz nach persönlichem Bedürfnis, mehrere Wochen lang durchgeführt werden. Es ist wichtig, Dinkelbrot zu nehmen, da nur reiner Dinkel alle notwendigen Vitamine, Mineralstoffe und Spurenelemente enthält. Laut Hildegard und auch nach neuesten Untersuchungen hat das Dinkel-Feinmehl alle Vitalstoffe, die der Körper braucht. Der Weizen hingegen besitzt diese Vitalstoffe aufgrund seines anderen Kornaufbaus nur in Form von Vollmehl. Deshalb kann man je nach Vorliebe mit Dinkel-Weißbrot oder mit Dinkel-Mischbrot fasten. Dinkel-Vollkornbrot liegt zu schwer in Magen und Darm.

> Achten Sie auf reinen Dinkel! Fragen Sie beim Bäcker, welche Dinkelsorte er verwendet, und beeinflussen Sie durch Ihr bewusstes Einkaufsverhalten das Angebot.

Ablauf für alle Fastenarten

Zwei Tage vor Fastenbeginn, also an zwei so genannten Entlastungstagen, ernährt man sich fettarm und verzichtet auf Fleisch und Hartkäse. Zusätzlich nimmt man morgens nüchtern vor dem Zähneputzen und abends nach dem Zähneputzen jeweils 1 Kaffeelöffel Birnbrei ein, um den Körper bei der Ausleitung von Schlackenstoffen zu unterstützen. Es ist wichtig, dass der Körper als erstes und letztes Verdauungssignal „Entschlacken durch Birnbrei" erhält. Das Menthol der Zahnpasta als erstes und letztes Signal des Tages würde dies verhindern. Durch den Birnbrei verlassen nach

> Diabetiker und Personen, die nach einer Krebserkrankung fasten, dürfen keinen Birnbrei einnehmen.

Hildegard die schlechten und krank machenden Säfte den Körper, die guten Säfte hingegen bleiben dem Körper erhalten.

> Das Reduktionsfasten und das Brotfasten sind zwei milde Fastenformen. Sie sind ganz besonders empfehlenswert.

An den Brotfastentagen isst man grundsätzlich drei Mal täglich zwei Tage altes – am besten selbst gebackenes – Dinkelbrot und trinkt Kräutertees (s. Seite 88). Es wird nur so viel Brot gegessen, bis sich ein Sättigungsgefühl einstellt. Zusätzlich nimmt man weiterhin täglich morgens nüchtern vor dem Zähneputzen und abends nach dem Zähneputzen jeweils 1–2 Kaffeelöffel Birnbrei ein.

Reines Dinkelbrot-Fasten:

Frühstück
so viel Brot essen, bis sich ein Sättigungsgefühl einstellt
Fencheltee

Mittagessen
so viel Brot essen, bis sich ein Sättigungsgefühl einstellt
Kräutertee nach Wahl

Abendessen
so viel Brot essen, bis sich ein Sättigungsgefühl einstellt
oder 1 Teller Dinkelgrießsuppe
Fenchel- oder Kräutertee

Dinkelbrot-Fasten mit Dinkel-Kopfsalat:

> Am Abend keinen Salat essen, da er die Verdauung belastet.

Nach der Typenlehre der hl. Hildegard und nach unserer Fastenerfahrung erzielen mollige und fettleibige Fastende sowie Menschen, deren Verdauung träge ist, einen größeren Fastenerfolg, wenn sie die Mittagsration Brot durch eine Portion Dinkel-Kopfsalat (s. Seite 74) ersetzen und die Abendmahlzeit aus einer dünnen Dinkelgrießsuppe besteht.

Frühstück
so viel Brot essen, bis sich ein Sättigungsgefühl einstellt
Fencheltee

Mittagessen
Dinkel-Kopfsalat
Kräutertee nach Wahl

Abendessen
1 Teller Dinkelgrießsuppe
Fenchel- oder Kräutertee

> Wir haben beobachtet, dass viele Menschen erst nach dem Fasten abnehmen, weil sich ihr Stoffwechsel einpendelt.

Hildegard-Saft-Fasten

Das Hildegard-Saft-Fasten wird in der Hildegard-Literatur als „Strenges Hildegard-Fasten" bezeichnet. Da dieser Begriff erfahrungsgemäß eher vom Fasten abhält und zudem nicht wirklich zutrifft, haben wir uns für den Begriff „Hildegard-Saft-Fasten" entschieden. Es besteht aus ganz bestimmten Fastengetränken und fordert dem Fastenden daher mehr ab als die bereits angeführten Fasten-Möglichkeiten. Aus diesem Grund sei hier nochmals ganz klar darauf hingewiesen, dass Hildegard diese Art des Fastens nicht für jeden Menschen empfiehlt. Nervlich kranke und labile Menschen, Depressive und Schwermütige, Patienten mit akuten Infektionskrankheiten, Krebspatienten und Kranke mit reduziertem Allgemeinzustand sollten nicht so fasten, da ihre Krankheit einen Verlauf nehmen könnte, der außer Kontrolle gerät. Zudem warnt Hildegard auch hochmütige Menschen vor diesem Fasten, da sie so noch hochmütiger werden! Das betrifft also jene, die den eigenen Fastenerfolg mit Arroganz zur Schau tragen und auf Menschen herabsehen, die es ihrer Meinung nach „nicht geschafft haben".

> Beim Saft-Fasten eignen sich Tee oder Brühe besser als Fruchtsäfte, da diese empfindliche Menschen schnell übersäuern.

> Unterhalten Sie sich über das Fasten nur mit anderen Fastenden.

Für alle eben genannten Personen eignen sich aber alle gemäßigten Fastenformen.

Wenn Ihr Fastenpartner weiter entfernt wohnt, führen Sie ganz einfach tägliche Fastentelefonate.

Wer sich für das klassische Hildegard-Fasten entscheidet, sollte es unbedingt in Gemeinschaft durchführen, vor allem dann, wenn er zum ersten Mal fastet. Zudem ist der Rat eines Fastenarztes oder eines Fastenbegleiters des Vertrauens von Vorteil.

Das Hildegard-Saft-Fasten läuft so ab:

Entlastungstage

Begonnen wird mit zwei so genannten Entlastungstagen. An diesen Tagen wird bereits auf sämtliche Genussmittel (Nikotin, Koffein, Alkohol) und auch auf Fleisch verzichtet. Zusätzlich isst man am Morgen nüchtern vor dem Zähneputzen und abends nach dem Zähneputzen jeweils 1–2 Kaffeelöffel Birnbrei. Der Birnbrei hat gegenüber anderen Ausleitungsverfahren wie Glaubersalz, Bittersalz usw. den Vorteil, dass er kein Ekelgefühl erzeugt und auch keine Nebenwirkungen wie Ohnmacht, Herzrhythmusstörungen oder Kreislaufprobleme hervorruft.

In diesem Zusammenhang möchten wir auch die Ingwer-Ausleitungskekse erwähnen. Sie bewirken ebenfalls eine milde Ausleitung der Schlackenstoffe. Man lässt dafür jeweils ein Keks am Morgen noch vor dem Aufstehen im Mund zergehen. Wir bevorzugen inzwischen den Birnbrei. Er hat sich als weitaus wirkungsvoller erwiesen und ist auch relativ einfach zuzubereiten. Die Ingwer-Ausleitungskekse hingegen können nicht selbst hergestellt werden und sind nicht immer und überall erhältlich. Zudem ist der Name Kekse irreführend, da sie scharf schmecken und sehr lange im Mund zergehen müssen.

Frühstück
Fencheltee in kleinen Schlucken trinken

Mittagessen
Klare Fastenbrühe oder
Brühe mit püriertem Gemüse

Abendessen
Fencheltee gemischt mit
Apfel-, Trauben- oder Johannisbeersaft oder
eine Dinkelbrühe

> Achten Sie darauf, dass der Tee, den Sie trinken, wohltemperiert ist. Wird der Magen am Morgen durch ein kaltes Getränk bzw. durch eine kalte Mahlzeit abgekühlt, benötigt er eine gewisse Zeit, um wieder seine normale Temperatur zu erreichen. Die Energie, die er dazu benötigt, fehlt natürlich für anderes.

Ein Dinkel-Fasttag pro Woche

Ein Dinkel-Fasttag jede Woche ist eine Wohltat. Dadurch ermöglichen Sie Ihrem Körper längst fällige „Reinigungsarbeiten", die sonst im Alltag zu kurz kommen. Diese Fastentage eignen sich auch gut dazu, die neuen wohltuenden „Rituale" (Bewegung in der Natur, eine Stunde Lesen, ein Mittagsschläfchen etc.) aus einer vorangegangenen Fastenzeit zu festigen bzw. sie überhaupt kennen zu lernen und auszuprobieren, um das eine oder andere im Laufe der Zeit auch in den Alltag aufzunehmen. Ein weiterer Vorteil eines Dinkel-Fasttages pro Woche besteht darin, dass Sie Ihr Gewicht gut halten können, denn die kleinen Ernährungssünden vom Wochenende lassen sich so rasch wieder ausgleichen.

> Der Montag eignet sich ganz besonders gut als Fasttag. Denn nach einem solchen Wochenbeginn erlebt man den Rest der Woche befreiter und leichter.

Diese einfache Möglichkeit, im Alltag zu fasten, zeigt sehr bald Wirkung. Sie sind seltener krank und haben darüber hinaus die Genugtuung, sich von Esszwängen befreit zu haben.

So könnte ein Dinkeltag aussehen:

Frühstück
Habermus oder
eine Scheibe Dinkelbrot

Vorzugsweise verwendet man Saisongemüse, regionale Produkte und typische Hildegard-Sorten wie z. B. Fenchel, Randig, Mangold, Karotten und Rüben.

Mittagessen
Gemüselaibchen mit Salat

Abendessen
Dinkelgrießsuppe oder
Dinkelbrühe

Fasten-Ausklang

Der Fasten-Ausklang ist nur beim Hildegard-Saft-Fasten und beim Dinkelbrot-Fasten, das länger als eine Woche dauert, notwendig.
Ein möglicher sanfter Einstieg in den Alltag könnte folgendermaßen aussehen:

Frühstück
Bratapfel oder
gebratene Quitte

Mittagessen
Dinkel-Gemüse-Suppe und eine Scheibe Dinkelbrot
oder gedämpftes Gemüse ohne Fettzugabe

Abendessen
Dinkelgrießsuppe
Fencheltee

Am zweiten Tag könnte am Morgen ein Dinkelmus, am Mittag ein leichtes Gemüsegericht und abends etwas Frischkäse mit Dinkelbrot auf dem Speiseplan stehen.

Erst am dritten Tag wird wieder langsam in den Ernährungsalltag eingestiegen. Der Grundsatz lautet: „Weniger ist mehr und einfacher ist besser!"

Beim Brotfasten ist ein sanfter Einstieg ebenfalls sinnvoll und wichtig. Bratapfel und fettarme Gemüsegerichte eignen sich dafür hervorragend.

Auch der Übergang von den sonstigen Fastenarten zur Alltagskost sollte schrittweise erfolgen. Achten Sie einfach darauf, dass Sie die ersten zwei Tage nach dem Fasten auf Fleisch und Hartkäse verzichten und später tierisches Eiweiß generell sparsam verwenden.

Für welche Art des Fastens Sie sich auch entschließen, nützen Sie die Zeit, Ihre Lebensgewohnheiten kritisch zu überdenken und gegebenenfalls zu verändern, und trachten Sie danach, die wohltuenden Neuerungen der Fastenzeit in den Alltag einzubinden.

Wertvolle Zeit ihres Lebens

Betrachten Sie das Fasten immer als eine ganz besonders wertvolle Zeit Ihres Lebens. Es bietet einen harmonischen Wechsel zwischen der Aufnahme von Nahrung und der Abgabe von Schlacken. Der zusätzliche Gewinn liegt in der Chance, aus dem Alltag auszusteigen und den eigenen Blickwinkel zu verändern. Das Ziel ist immer ein Leben in Freude und im richtigen Maß, aber auch in Achtsamkeit und Empfindsamkeit. Wird die Alltagskost anschließend auf den Ernährungskriterien der Hildegard von Bingen aufgebaut und orientiert sich das Leben an den sechs goldenen Lebensregeln (s. Seite 133), steht einem solchen freudvollen Leben auf Dauer kaum etwas im Wege.

Leben in Freude und Achtsamkeit

Begleitmaßnahmen für alle Fastenarten

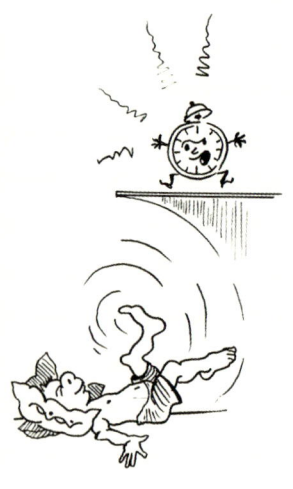

Es ist wohltuend, am Morgen genügend Zeit zu haben. Stellen Sie daher den Wecker eine halbe Stunde früher als üblich und beginnen Sie mit:

Leichter Morgengymnastik

Genussvolles Dehnen und Strecken im Bett, die Füße in die Höhe heben und Rad fahren, um den Kreislauf in Schwung zu bringen. Diese Übungen beugen Krampfadern vor und sorgen für eine gewisse Leichtfüßigkeit während des Tages. Erst danach gehen Sie zur Toilette.

Einnahme von Birnbrei

Nach der Gymnastik nüchtern vor dem Zähneputzen 1–2 Kaffeelöffel Birnbrei einnehmen. Danach legen Sie sich wieder ins Bett und beginnen mit einer

Goldtopas-Morgenmeditation

Segensstein Der Goldtopas gilt als Segensstein und hat nach Hildegard besondere Kräfte. Er wird während der Meditation bzw. während des Gebets auf das Herz gelegt. Hildegard empfiehlt, Gott jeden Morgen nach dem Erwachen um seinen Segen zu bitten. Wer keinen Stein hat oder auch keinen verwenden möchte, der betet, dankt oder meditiert nach eigenem Gutdünken. Da der Morgen wesentlichen Einfluss auf den Verlauf des restlichen Tages nimmt, ist es wichtig, sich am Morgen ausreichend Zeit zu gönnen.

Bürstenmassage zur Anregung der Verdauung

Für die Massage am besten nach der Meditation liegen bleiben, die Beine anwinkeln und sie mit einer weichen Sisalbürste oder mit den Fäusten massieren. Bei den Knien beginnen und in kreisenden Bewegungen bis zu den Hüftgelenken von außen nach innen massieren. Durch diese Vorgangsweise werden Akupunkturpunkte stimuliert, welche die Verdauung anregen.

Eine weitere Stimulation der Verdauung ist möglich, indem man den Bauch um den Nabel im Uhrzeigersinn massiert oder indem man sich am Boden auf den Bauch legt und sanft hin und her rollt.

> Verdauen hat immer mit Loslassen zu tun. Ein funktionierender Darm bedeutet auch Freiheit auf geistigem Gebiet.

Darmtraining

Bei hartnäckigen Verdauungsbeschwerden sollte möglichst pünktlich um 7 Uhr in der Früh (gegebenenfalls die Sommerzeit berücksichtigen) der Darm trainiert werden. Setzen Sie sich dazu auf die Toilette und spannen bzw. entspannen Sie abwechselnd Ihren Schließmuskel so, als ob Sie „müssten". Warum diese Übung genau um diese Zeit erfolgen soll, ist auf unsere innere Organuhr zurückzuführen. Der Darm ist um diese Zeit am besten auf Ausscheidung eingestellt.

Mundspülen mit Kristallwasser

Nach dem Aufstehen einen Schluck Kristallwasser (s. Seite 87) in den Mund nehmen, etwa 3–5 Minuten lang durch die Zähne ziehen und das Wasser anschließend ausspucken. Dann nochmals einen Schluck Kristallwasser nehmen und das Zahnfleisch mit einer weichen Zahnbürste massieren. Dieses „Zahn-Kneippen" bewirkt schöne und kräftige Zähne und ein hartes Zahnbein!

> Trinken Sie täglich 3–4 Schluck Herzwein. Er unterstützt Ihren Kreislauf und hält Sie bei Laune.

Bertram-Ziehen

Eine andere wirkungsvolle Reinigungsmaßnahme ist das Bertram-Ziehen. Eine Messerspitze Bertrampulver einspeicheln, 3–5 Minuten lang durch die Zähne ziehen und anschließend ausspucken. Den Mund ausspü-

Eine wirkungsvolle Reinigungsmaßnahme

len und dann erst die Zähne putzen. Das Bertram-Ziehen beseitigt nach Hildegard den „Schleim" im Kopf und hilft – auch außerhalb der Fastenzeit – vor allem bei Erkältungskrankheiten und Verschleimungen im Hals-Nasen-Bereich.

Morgendusche

Dusche als Ritual

Die morgendliche Dusche sollte zu einem besonderen Ritual werden. Sie kann neben dem äußerlichen Waschen auch zur inneren Reinigung beitragen: Stellen Sie sich vor, wie Sie alles Belastende einfach wegwaschen. Beginnen Sie beim rechten Fuß und führen Sie den warmen Wasserstrahl bis zur Kniehöhe; dasselbe machen Sie mit dem linken Bein. Dann führen Sie den Wasserstrahl vom rechten Knie bis zur rechten Hüfte und anschließend vom linken Knie bis zur linken Hüfte. Als Nächstes kommen, von den Fingern ausgehend, die Arme an die Reihe, zuerst der rechte Arm, dann der linke Arm. Dann erst duschen Sie Brust, Bauch, Rücken und Po. Wiederholen Sie nach diesem Durchgang mit Warmwasser diese Reihenfolge mit kaltem Wasser. Wichtig dabei ist, den Rücken *nicht* kalt zu duschen. Den Warm-Kalt-Wechsel können Sie 2–3 Mal wiederholen, Sie sollten aber gerade im Winter darauf achten, nicht auszukühlen.

Hautpflege

Die Edelkastanie bzw. Maroni ist bei Hildegard von Bingen ein Universalheilmittel. Sie wird oft als Lebensmittel eingesetzt. Man kann aber auch ein kräftigendes Bad nehmen oder mit einem Stück Maroniholz spielen.

Die Haut ist unser größtes Ausscheidungsorgan und sollte gerade in einer Fastenzeit aufmerksam gepflegt werden. Gönnen Sie sich neben viel frischer Luft, Wasser und Bürstenmassagen auch gute Hautcremen und Öle.

Edelkastanienholz-Handmassage

Das Edelkastanienholz ist ein Kräftigungsmittel und hilft bei Kreislaufschwäche, wenn Sie mehrmals am

Tag ein Stück Maroniholz einige Minuten lang in den Händen rollen.

Bewegung

Bewegen Sie sich bewusst, gehen sie wieder einmal schwimmen oder wandern. Wenn es die Zeit zulässt, machen Sie nach dem Frühstück einen Spaziergang oder verbringen Sie eine Weile mit Dingen, die ansonsten zu kurz kommen. Pflegen Sie vergessene Hobbies wie basteln, malen, lesen und Musik hören. Ist dafür keine Zeit, dann verrichten Sie die notwendigen Arbeiten ganz bewusst und ohne Hektik.

> Arbeit ist ein sehr wichtiger Bereich in unserem Leben. Wir sollten alles, was wir an Arbeit zu verrichten haben, mit unserer ganzen Aufmerksamkeit und Achtsamkeit tun.

Mittagsruhe

Nach dem Mittagessen ist ein kurzer Mittagsschlaf Pflicht. Er sollte allerdings nicht länger als 20 Minuten dauern, da nach Hildegard sonst die Körpersäfte durcheinander geraten und Sie nicht erholt, sondern gerädert sind. Das Schlafen am Mittag kann man trainieren, indem man sich entspannt auf den Rücken legt, die Hände locker auf die Brust gibt und tief ein- und ausatmet. Stellen Sie sich dabei eines Ihrer Lieblingsmotive vor, z. B. ein Feld voller Sonnenblumen, eine glitzernde Winterlandschaft oder eine wohltuende Szene aus dem Urlaub. Lassen Sie dieses Bild auf sich wirken und genießen Sie das Gleiten in einen leichten Schlaf. Damit Sie nicht verschlafen, stellen Sie sich am besten einen Wecker oder lassen Sie sich von einem Familienangehörigen wecken. Achten Sie darauf, dass Sie warm zugedeckt sind.

> Der Mittagsschlaf wurde in großen Betrieben eingeführt, da die Leistung der Mitarbeiter am Nachmittag dadurch nachweislich steigt und die Verletzungsgefahr sinkt.

Leberwickel

Der Leberwickel unterstützt die Leber bei ihren Entgiftungsaufgaben und kann ganz einfach gemacht werden: Ein Frottee-Handtuch mit heißem Wasser nass machen, gut auswinden und auf den rechten Ober-

> Entfernen Sie den Wickel, sobald Sie ein Kältegefühl spüren.

Decken Sie das feuchte Tuch mit einem Plastiksack ab, so bleibt die Decke trocken.

bauch legen. Eine warme Bettflasche darüber legen, mit einer Decke gut zudecken und eine halbe Stunde ruhen.

Nachmittagsspaziergang

Gönnen Sie sich auch am Nachmittag Bewegung in der frischen Luft, wenn möglich mit Fastenpartnern. Die Art der Bewegung hängt von Ihrem Naturell und Ihrem Wohlbefinden ab. Es kann gemütliches Spazieren, flottes Gehen oder auch Joggen sein. Natürlich sind auch andere Ausdauersportarten wie Radfahren oder Schwimmen möglich. Alle sonstigen Tätigkeiten sollten Sie ganz bewusst und gemächlich verrichten.

Hildegard empfiehlt täglich zu singen, damit die Seele gut gestimmt wird.

Gespräche / freudvolle Aktivitäten

Die Zeit nach dem Abendessen eignet sich gut für Gespräche mit Familienangehörigen oder mit Fastenpartnern. Nützen Sie sie. Auch Aktivitäten wie Singen, Spielen oder Meditieren, die im Alltag meist zu kurz kommen, sollten während der Fastenzeit mit Freude zu neuem Leben erweckt werden. Tanzen während des Fastens führt Geist und Seele zusammen. Aber auch Malen beflügelt die Seele und stärkt den Geist.

Angenehme Musik und „sanfte" Literatur heben die Stimmung und tragen zum Wohlbefinden auf geistiger Ebene bei. Wir empfehlen Ihnen auch, ein Fastenheft zu führen. Auf diese Weise können Sie alle Gedanken, Gefühle, Eindrücke und Stimmungen niederschreiben und so Ihre Seele befreien.

Abendmeditation

Machen Sie eine Reise in Ihren eigenen Körper. Visualisieren Sie Ihre Organe und bedanken Sie sich zum Beispiel bei Ihrer Leber für die unermüdliche Entgiftung, bei Ihrem Darm für seine konstante Verdauung, bei Ihren Lungen für die Versorgung mit Sauerstoff usw.

Einnahme des Birnbreis

Am Abend nach dem Zähneputzen 1–2 Kaffeelöffel Birnbrei einnehmen (s. Seite 97).

Fastenhilfen bei Fastenkrisen

Je nach Fastenerfahrung und je nach körperlichem und geistigem Wohlbefinden kann es zu so genannten Fastenkrisen kommen. Das Wort Krise bedeutet „Entscheidung", „entscheidende Wendung" und beinhaltet somit eine Chance. Krisen sind Teil eines Bewusstseinsprozesses, der sich ja immer wieder aus vielen Entscheidungen zusammensetzt. Sie gehören zu einem inneren und äußeren Reinigungsprozess. Wenn sie allerdings zu einem Dauerzustand werden, ist ein Arzt oder Fastenbegleiter zu kontaktieren.

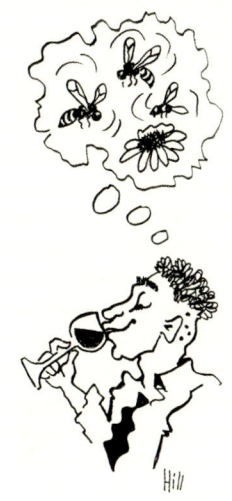

Sorgen Sie beim Fasten immer für optimale Rahmenbedingungen: für eine angenehme Atmosphäre, für Wohlklang durch entsprechende Musik, für optisches Wohlempfinden (z. B. durch Blumen) und natürlich auch für körperliches Wohlbefinden, indem Sie warme Kleidung, vor allem warme Socken tragen.

Erlauben Sie sich auch Belohnungen. Ein Entspannungsbad mit Rosenblüten und meditativer Musik und Kerzen am Wannenrand könnte so eine Belohnung sein.

Bei allen Fastenkrisen ist es generell wichtig, viel zu trinken. Sehr oft wird die Krise allein damit schon überwunden.

Nehmen Sie die aufgelisteten Maßnahmen als Fastenhilfen bei Fastenkrisen großzügig in Anspruch. Gönnen Sie sich z. B. öfters einen Schluck Petersilienhonigwein und kauen Sie immer wieder an einer der angeführten Wurzeln.

> Gönnen Sie sich etwas Besonderes: Ein Saunabesuch hilft bei der Entschlackung, regt die Verdauung an und wärmt den Körper. Auch eine griffbereite Wärmflasche, ein Massagehandschuh oder eine Sisalbürste sorgen für die rechte Wärme zwischendurch.

Fastenkrisen:	Gegenmaßnahmen:
Durchblutungsstörungen	• eine Bürstenmassage machen
Gelenk- u. Gliederschmerzen	• Sellerie-Mischpulver, Quittentabs
Heißhunger, Lust auf Süßes	• ½–1 Teelöffel Maronihonig 1 Schluck Herzwein
Hungergefühl	• eine Galgantwurzel kauen • Fenchelkörner kauen • einen Rohdiamanten in den Mund nehmen oder Diamantwasser schluckweise trinken. Der Diamant sei als Hildegard-Mittel erwähnt, wobei wir allerdings zu bedenken geben, unter welchen Bedingungen Diamanten heute gewonnen werden.
Kalte Füße	• warme rote Wollsocken tragen, denn die Farbe Rot wirkt laut Farbenlehre anregend und aktivierend • ein Fußbad mit Meersalz nehmen • ein Fußbad im Wechsel warm – kalt machen
Kreislaufbeschwerden	• ein heißes Fußbad (mit einer Hand voll Meersalz) nehmen • einen Schluck Petersilienhonigwein trinken Hildegard empfiehlt, Elixiere schluckweise einzunehmen. Als Anhaltspunkt für einen Schluck gelten 2–4 cl. • im Rückenbereich ein Dachsfell unter das Leintuch legen. Das „borstige" Fell bewirkt eine Art Mikromassage.
Moralisches Tief	• Fastenpartner oder Gleichgesinnte kontaktieren und ein Fastengespräch führen. Grübeln kostet Kraft und schwächt die „Viriditas". • sich die positiven Begleiterscheinungen des Fastens in Erinnerung rufen • eine Edelkastanienholz-Handmassage machen

Müdigkeit, Kopfweh, Frösteln	• eine Galgantwurzel kauen • einen Schluck Petersilienhonigwein trinken
Schlafstörungen	• einen Indischen Blutjaspis unters Kopfkissen legen • ein Betonikakissen aufs Kopfpolster legen • ein heißes Fußbad nehmen
Schlechter Atem	• grüne Fenchelkörner kauen • Salbeitee trinken
Schwächezustände, niedriger Blutdruck	• ½–1 Teelöffel Maronihonig • einen Schluck Petersilienhonigwein trinken • Brottrank zu sich nehmen • Edelkastanienholz-Handmassage
Schwindel	• eine Galgantwurzel kauen • in die Hocke gehen bzw. sich hinlegen
Übelkeit	• ein Stück Brot langsam kauen • einen Schluck Petersilienhonigwein trinken
Verdauungsprobleme	• einen halben Kaffeelöffel Bertramwurzel oder Süßholzwurzel kauen • Beifuß in der Fastenbrühe mitkochen • einen Leinsamenwickel auflegen • eine Bauchmassage im Uhrzeigersinn um den Nabel machen • in hartnäckigen Fällen einen Einlauf machen • morgens und abends einen Kaffeelöffel Flohsamen einnehmen (keinen Leinsamen, da er dem Körper Kalzium entzieht) und viel trinken. Ein Einlauf ist immer ein Eingriff in den Körper und sollte nur als besondere Maßnahme gesetzt werden. Durch einen Einlauf wird der Körper zwar zur Stuhlentleerung gereizt, nicht aber zur Reinigung angeregt.

Die Seitenangaben für Zubereitung und Anwendung der einzelnen Rezepte bzw. Heilmittel finden Sie im Register am Ende des Buches.

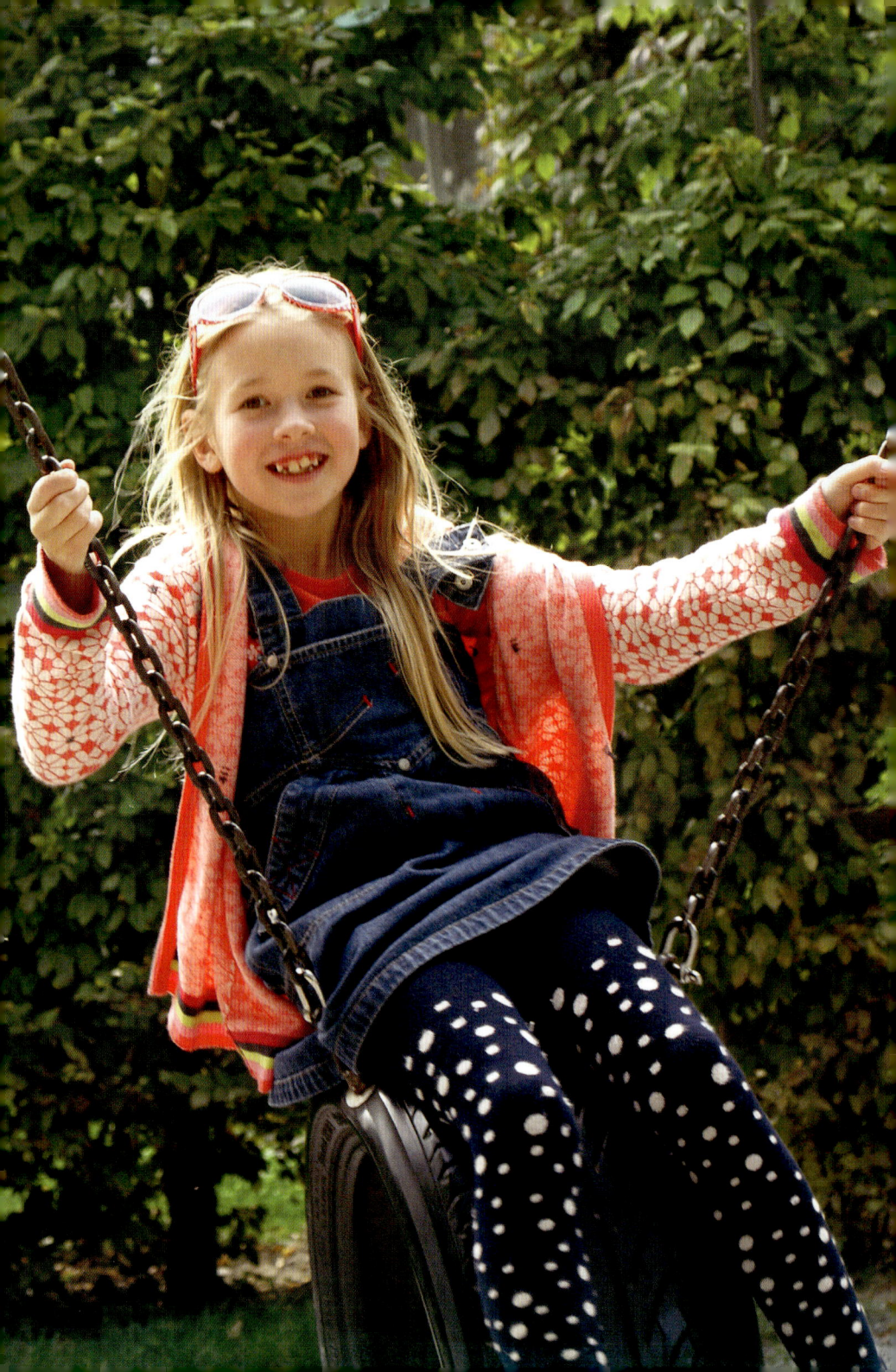

Fasten mit Kindern

Kinder sind heute, ebenso wie Erwachsene, sehr gefordert, denn sie werden ständig mit verlockenden
Angeboten konfrontiert. In jedem Supermarkt werden
genau auf ihrer Augenhöhe massenhaft Süßigkeiten
in allen Formen, Farben und Geschmacksrichtungen
angeboten. Es ist wenig verwunderlich, dass ein Kind
den verlockenden Angeboten kaum widerstehen
kann. Wer kennt die nervenden Betteleien und Strei-
tigkeiten beim gemeinsamen Einkauf nicht? Wer hat
nicht schon entgegen der eigenen Überzeugung „Ja"
gesagt, obwohl ein „Nein" gesünder gewesen wäre?
Laut Statistik sind bereits 30 bis 50 Prozent der Schulkinder leicht bis schwer übergewichtig. Neben der Belastung, die das Übergewicht darstellt, sind Kinder zudem in ihrer Bewegung und in ihren Freizeitmöglich-
keiten eingeschränkt und meist auch Hänseleien aus-
gesetzt. Die permanente Verfügbarkeit von Essen und
von Konsumgütern aller Art macht es Kindern und Ju-
gendlichen sehr schwer, „vernünftig" zu sein. Und genau aus diesem Grund ist es wichtig, mit ihnen ein Fasten auch im Sinne eines „Konsum-Fastens" zu verein-
baren.

Beim Gedanken, Kinder fasten zu lassen, reagieren
viele Menschen im ersten Moment ablehnend. Erst bei
genauerem Überlegen wird klar, dass gerade das Fasten viele positive Möglichkeiten bietet, den Kindern
die Freude am Essen bewusst zu machen. Es darf dabei
niemals in erster Linie um Optik und Kilos gehen, sondern es sollte immer der bewusste Umgang mit Nahrung, aber auch mit Wünschen und Gedanken geför-
dert werden. Es geht darum, Gewohnheiten zu verändern, zu überlegen, was den Schokoriegel zwischen-

> Beim Fasten sollte nie
> Hunger entstehen, da
> Hunger Energie ab-
> zieht.

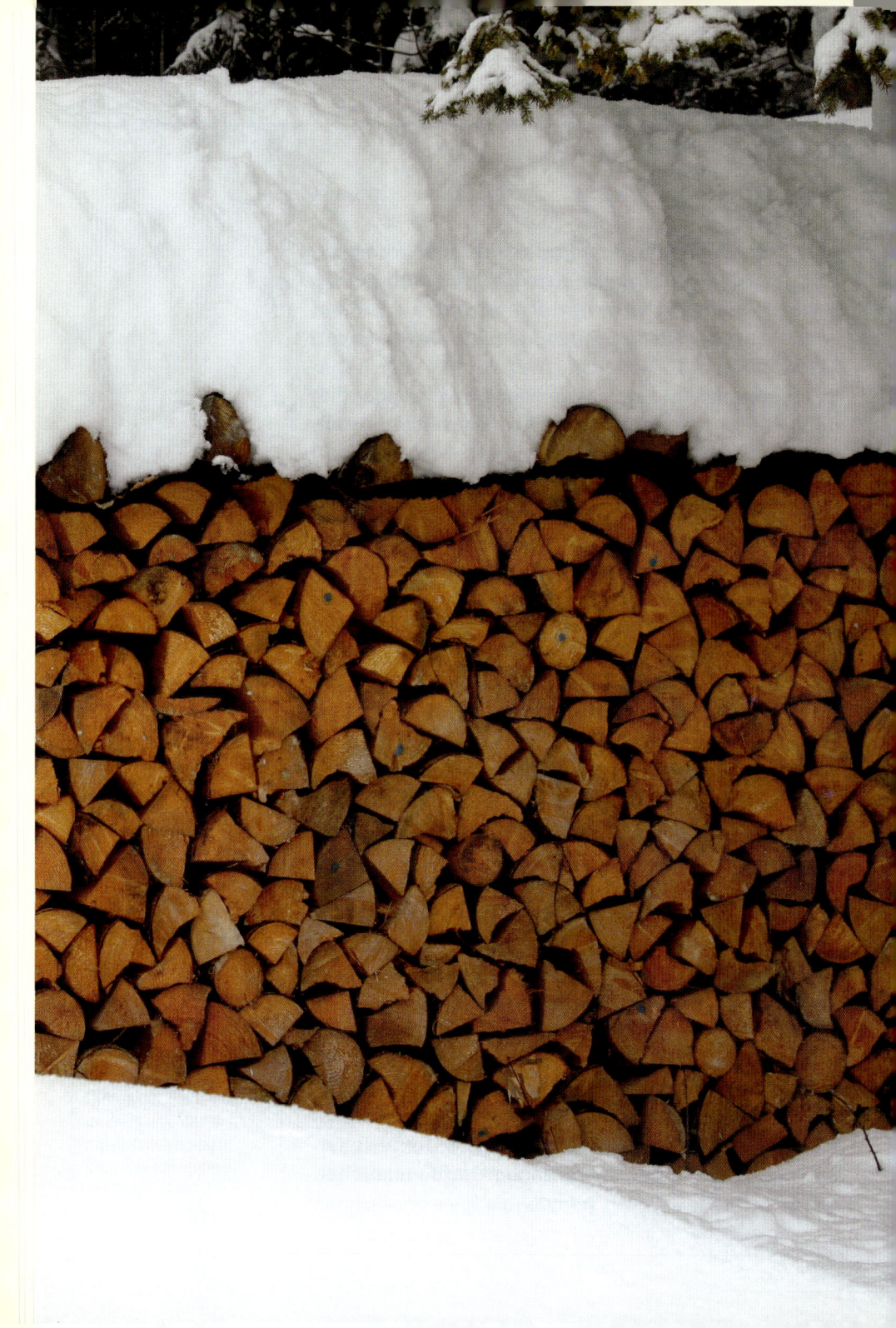

durch, das Zuckerl nebenbei, den Kleineinkauf am Kiosk oder die Limo am Automaten in der Schule gut und sinnvoll ersetzen könnte.

Der Birnbrei ist für Kinder nicht geeignet und auch nicht notwendig.

Es ist wichtig, den Kindern während des Fastens die üblichen drei Hauptmahlzeiten zu bieten. Diese Mahlzeiten sollten aber einfach und schlicht gehalten werden und den Kriterien der „Hildegard-Küche" entsprechen (siehe Rezepte, Seite 68). Erklären Sie Ihren Kindern, dass Fasten keine Strafe ist, sondern dass es vielmehr ermöglicht, sich wieder auf etwas zu freuen.

Setzen Sie an das Ende der Fastenzeit eine Belohnung. Dies kann ein lang gehegter Wunsch sein, der in Erfüllung geht, aber auch ein gemeinsamer Kinobesuch oder ein Ausflug sind schöne Anreize, die den Kindern das Fasten erleichtern.

Nutzen Sie die Fastenzeit mit Kindern dafür, jene Dinge bewusst gemeinsam zu unternehmen, die ansonsten zu kurz kommen. Spielen, malen oder basteln Sie mit ihnen. Ältere Kinder freuen sich sicher über eine „Exklusivzeit" mit ihrer Mutter oder ihrem Vater: ein Spaziergang, ein Schwimmbadbesuch oder ein gemeinsam besuchtes Konzert heben den Wert des Fastens und machen Lust auf mehr. Kinder sollten in einer Form belohnt werden, die nicht unbedingt mit Essen zu tun hat – Zeit als kostbares Gut ist auch für Kinder ein Geschenk, das sie zu schätzen wissen.

Mit welchem Alter können Kinder fasten?

Wenn wir vom Grundbegriff „fasten = beobachten" ausgehen, können wir durchaus schon Kleinkindern das bewusste Essen nahe bringen, indem wir mit ihnen gemeinsam das „Geschmacksmännchen-Spiel" spielen. Beim „Geschmacksmännchen-Spiel" setzen Sie mit den Kindern die Anzahl der Tage fest, an denen sie auf Sü-

Auf Süßigkeiten verzichten

ßigkeiten verzichten. Erklären Sie ihnen, dass sich durch den freiwilligen Verzicht all die „Geschmacksmännchen" im Mund erholen können und groß und stark werden. Je länger sie sich erholen, umso besser werden sie nach der Zeit ohne Süßigkeiten wieder arbeiten und folglich werden dann nicht nur Süßigkeiten, sondern auch Obst und Brot wieder besser schmecken.

Obst und Brot schmecken wieder besser

Schulkinder verstehen es gut, wenn man ihnen erklärt, dass früher ein Fasttag pro Woche üblich war, um dem Körper eine Pause zu gönnen. Da auch Kinder zu ihrem Körper nett sein sollen, wäre es gut, wenn sie einige Tage auf Mahlzeiten „zwischendurch" und auf Süßigkeiten verzichten. Die Sucht nach industriellen Süßigkeiten ist nicht „naturgegeben", sondern wir haben die Kinder mit gefärbten, aufgezuckerten Kunstprodukten dazu verleitet. Also müssen auch wir sie wieder davon befreien und auf den Geschmack von natürlichen Süßigkeiten wie Obst, Getreide und Säften bringen. Süßes wie Kuchen und Kekse im rechten Maß sind selbstverständlich erlaubt und tun auch nach Hildegard „der Seele wohl". Um diese Geschmacksfähigkeit wieder zu beleben, eignet sich das Brotfasten sehr gut.

Jugendliche sind Argumenten zugänglich, die auf einer höheren Bewusstseinsebene ansetzen. Man kann ihnen erklären, dass die Zeit des Fastens eine besondere Möglichkeit bietet, sich mit jenen Menschen gedanklich zu solidarisieren, die hungern müssen. Der Hunger dieser Menschen wird zwar durch unser Fasten nicht gestillt, aber wir schaffen zumindest über das Bewusstsein ein Kraftfeld, das verbindet und wirkt. Hildegard sagt, dass *„ein jedes Wesen mit einem anderen verbunden ist und ein jedes Wesen durch ein anderes gehalten wird"*.

Hildegard beschreibt auch die Wechselwirkung von Mikro- und Makrokosmos und weist darauf hin, dass es nicht egal ist, wie jeder Einzelne lebt, da immer alles auf ein größeres Ganzes wirkt.

Fastenmenü für Kinder:

Das **Frühstück** kann aus Hafermus (s. Seite 69) oder Brot bestehen. Kleinere Kinder bekommen das Brot mit etwas Marmelade oder Honig „versüßt". Größere Kinder halten es sicher einige Tage nur mit „trockenem Brot" aus. Kräuter- und Fencheltees sollten ausreichend getrunken werden.

> Das Saft-Fasten und der Birnbrei sind für Kinder *nicht* geeignet! Alle anderen Fastenarten sind wertvolle Möglichkeiten, Bewusstsein zu stärken und bei Bedarf Kilos zu verlieren.

Wichtig ist eine **gesunde Jause** in Form eines Apfels und eines Stückes Dinkelbrot.

Zum **Mittagessen** ist es sinnvoll, Dinkel in Form von Reis, Nudeln oder Grieß mit einer Gemüsebeilage und Salat zu reichen.

Als **Abendessen** eignen sich hervorragend die Dinkelgrießsuppe oder eine Gemüsesuppe nach Wahl.

Für den **kleinen Hunger zwischendurch** bzw. die „Lustmomente" dürfen Kinder einen Apfel oder ein Stück trockenes Brot essen.
Größere Kinder und Jugendliche sollten versuchen, mit Hilfe von Süßholwurzeln, Bertram- oder Galgantwurzeln der Versuchung zu widerstehen.
Ein Krug Tee oder Steinwasser sollte ebenfalls immer bereitstehen, um über die schwierigen Momente der Suche hinwegzuhelfen.

Ernährungsgrundlagen

Hildegard hat keine Rezepte im üblichen Sinn hinterlassen, sondern die Lebensmittel nach ihrer Wirkungsweise, ihrer „Subtilität" beschrieben. Demnach können sie den Kriterien kühl, warm, trocken, feucht oder neutral zugeordnet werden. Hier weist die Hildegard-Lehre, wie z. B. auch im Bereich der Typenlehre, viele Parallelen zur Traditionellen Chinesischen Medizin bzw. zu anderen östlichen Heilslehren auf. Die Lebensmittel werden so zu Heilmitteln, denn die Zuordnungen bieten die Möglichkeit, bei entsprechenden Beschwerden zu reagieren, also bestimmte Nahrungsmittel zu meiden oder eben bevorzugt einzusetzen. So sollte der Hitzetyp z. B. Hafer und Sellerie meiden, die hingegen dem Kältetyp gut tun. Der Kältetyp sollte besser auf sein geliebtes Joghurt und seinen Salat verzichten und eine wärmende Suppe zu sich nehmen. (s. Seite 63–67)

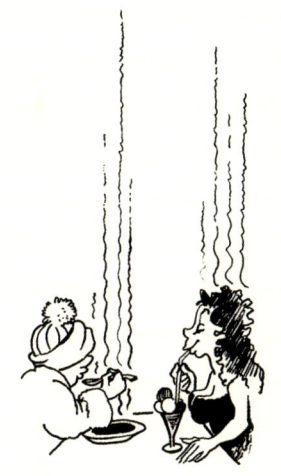

Hitzende Lebensmittel
Sellerie, Hafer, Paprika, Schweinefleisch, Alkohol, Kaffee, Fett, Gebackenes, Gebratenes
Kühlende Lebensmittel
Gerste, Birne, Himbeere, Linse, Banane, Tomate, Huhn, Joghurt, Salate, Rohkost, alle Südfrüchte
Wärmende Lebensmittel
Dinkel, Fenchel, Apfel, Mandel, Mispel, Maroni, Dattel, Hirsch, Zimt, Nelke, Muskatnuss, Galgant

Die Grundlage der Hildegard-Ernährungslehre bilden vier typische Hildegard-Nahrungsmittel: der Dinkel, die Maroni, der Fenchel und die Quitte. Sie gelten in der Hildegard-Heilkunde als Universalmittel, das heißt, in welcher Form auch immer sie gegessen werden, tun sie dem Menschen gut.

Dinkel

Der Dinkel ist nach Hildegard von Bingen das grundlegend wichtigste Nahrungsmittel. *„Der Dinkel ist das beste Getreide, und er ist warm und fett und kräftig, und er ist milder als andere Getreidearten, und er bereitet dem, der ihn isst, rechtes Fleisch und rechtes Blut, und er macht frohen Sinn und Freude im Gemüt des Menschen."*

Dinkel ist das Urgetreide, das bereits 2500 v. Chr. in Europa heimisch war. Leider gibt es mittlerweile gekreuzte Dinkelsorten, was nicht nur unehrlich ist, sondern Allergiker enorm belastet.

> Achten Sie beim Einkauf auf echte Dinkelsorten und fördern Sie die Biobauern. Reine Dinkelsorten sind: Oberkulmer Rotkorn, Ebners Rotkorn, Bauländer Spelz, Schwabenkorn und Ostro.

Da das Korn in einen Doppelspelz eingebettet ist, wird es von äußeren Umwelteinflüssen nicht so betroffen wie z. B. Weizen, Roggen oder andere Pflanzen. So konnte nach dem Unglück von Tschernobyl im Vergleich mit anderen Getreidesorten nur ein Bruchteil radioaktiver Belastung gemessen werden. Durch diesen Spelz ist allerdings das Schälen des Korns sehr arbeits- und kostenintensiv und der Ertrag pro Hektar liegt beim Dinkel bei 3 Tonnen – beim Weizen sind es 10 Tonnen. Ein höherer Preis beim Dinkel ist also gerechtfertigt.

Dinkel hat im Vergleich zu anderen Getreidearten optimal ausgewogene Vitalstoffe. Er hat einen hohen Anteil an essentiellen Fettsäuren, Proteinen und wertvollen komplexen Kohlehydraten. Weiters enthält er Vitamine, Mineralien (Kalium, Kalzium, Magnesium) sowie Spurenelemente (Zink, Eisen, Kupfer) und unverdauliche Pflanzenfaserstoffe.

> Untersuchungen haben ergeben, dass Dinkel als Basisdiät in der Lage ist, ernährungsbedingte Gesundheitsschäden auszugleichen.

Dinkel kann in Form von Mehl, Flocken, Grieß, Grütze oder als ganzes Korn zu Suppen, Brot, Nudeln, Spätzle und vielem anderem verarbeitet werden. Durch regelmäßige, am besten tägliche Dinkelkost steigert sich das Wohlbefinden und auch die Leistungs- und Konzentrationsfähigkeit nehmen zu.

Maroni

*„Der Kastanienbaum ist sehr warm, hat aber doch gro-
ße Kraft, die der Wärme beigemischt ist, und bezeichnet die Weisheit. Und was in ihm ist und auch seine
Frucht ist sehr nützlich gegen jede Schwäche, die im
Menschen ist ... "*
Bei der Maroni finden wir wie beim Dinkel wieder die
doppelte Schale, die vor negativen Umwelteinflüssen
schützt. Die Maroni wärmt und lindert Magenleiden,
sie hilft bei Leberfunktionsstörungen und bei Herzlei-
den. Maronimehl wird selten pur verwendet. Am besten mischt man, je nach Geschmack, 10 bis 30 Prozent
Maronimehl mit Dinkelmehl.

Fenchel

*„... und wie auch immer er gegessen wird, macht er
den Menschen fröhlich und vermittelt angenehme
Wärme und guten Schweiß, und er verursacht eine gute Verdauung ... "*
Fenchel ist ebenfalls ein Universalheilmittel. Er hilft
bei Verdauungsstörungen, Kraftlosigkeit, Wetterfühligkeit oder Melancholie und er löst Verschleimungen.

Quitte

Sie ist *das* Hildegard-Rheumamittel, *„... denn wer
gichtkrank ist, esse oft diese Frucht gekocht und ge-
braten, und sie unterdrückt die Gicht in ihm ... ".*
Die Quitte schmeckt köstlich und stellt alle exotischen
Obstsorten in den Schatten. Sie kann als Dessert oder
in pikanten Gerichten mit fruchtiger Note verarbeitet
werden.

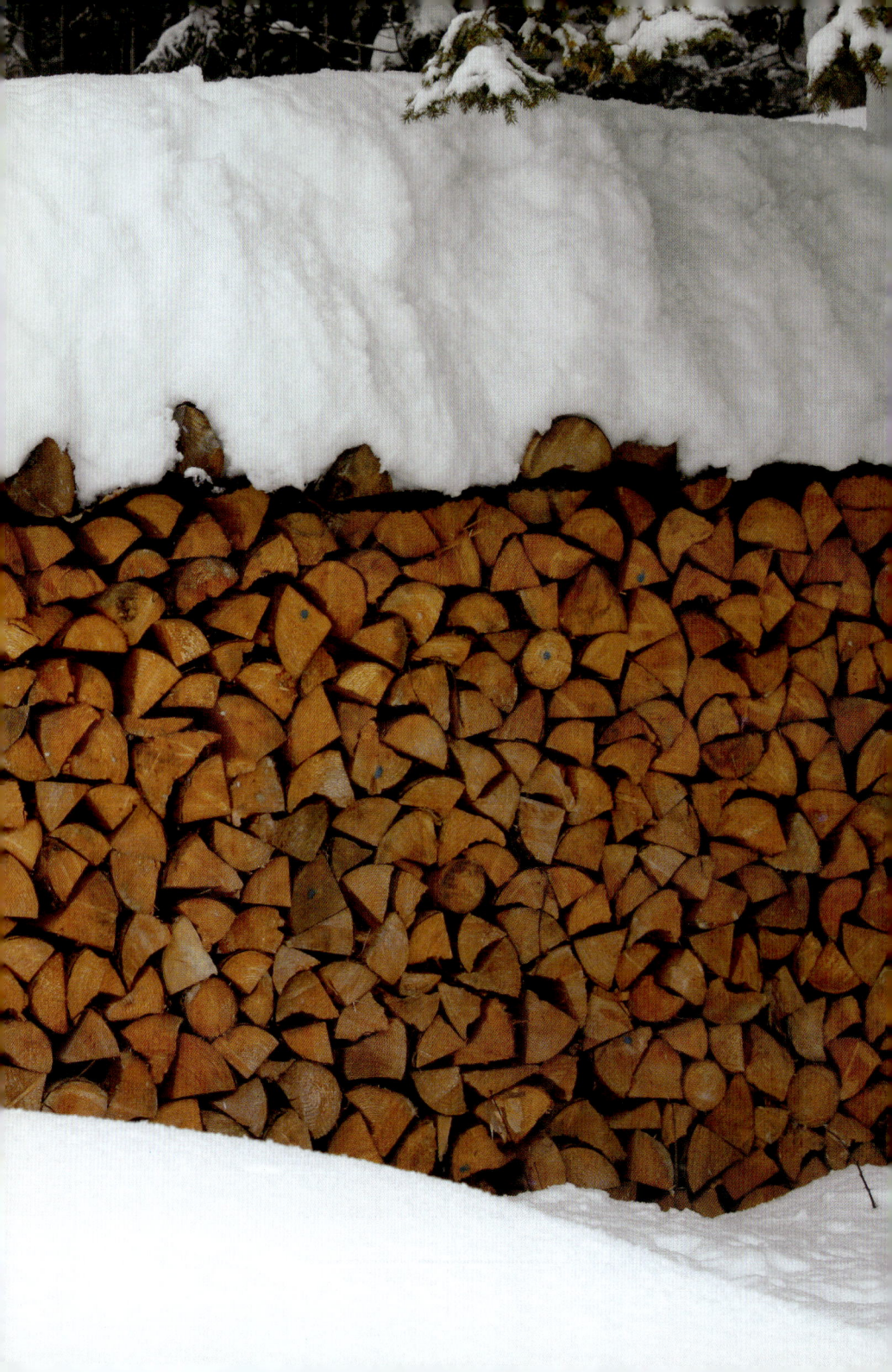

Der Hitze- und der Kältetyp

Wie jemand das Fasten erlebt, hängt unter anderem auch davon ab, ob er eher ein Hitzetyp oder eher ein Kältetyp ist. Beide Typen haben ganz spezielle Bedürfnisse, Empfindlichkeiten und Beschwerden und benötigen demzufolge auch unterschiedliche Fastenhilfen und Maßnahmen. Hildegard selbst spricht nicht vom Hitze- oder Kältetyp, sondern beschreibt entsprechend der damaligen „Säftelehre" unterschiedliche „Phlegmen". Sie unterscheidet dabei Menschen mit einem „kalten" Magen von Menschen mit einem „warmen" Magen. In ihren Beschreibungen der Lebensmittel und Gewürze weist sie stets auf die wärmende oder kühlende, die trocknende oder befeuchtende Eigenschaft hin, die das „Phlegma" des Menschen jeweils stärkt oder schwächt.

Hildegard spricht von „Phlegmen"

In der Realität gibt es nur selten reine Hitze- bzw. reine Kältetypen, üblicherweise sind wir „Mischtypen", die entweder zu Hitze oder zu Kälte neigen. Diese „Mischung" kann sich im Laufe des Lebens auch verändern: durch neue Gewohnheiten, neue innere Lebenseinstellungen oder durch äußere Umstände. Hormone spielen in diesem Zusammenhang zusätzlich eine wichtige Rolle. Es ist also nicht nur während, sondern auch nach dem Fasten sinnvoll, seinem Grundtyp entsprechend für sich zu sorgen, um die wohltuende, „wohltemperierte" Mitte zu finden.

Üblicherweise sind wir „Mischtypen"

Wir haben den Hitze- und den Kältetyp in seiner ganz charakteristischen Ausprägung aufgelistet, um Ihnen eine leichtere Zuordnung zu ermöglichen. Je mehr Sie sich in einem Fastentyp wiederfinden, umso eher entsprechen Ihnen die Anregungen, Hinweise und Empfehlungen. Behalten Sie jedoch bei allen Maßnahmen das rechte Maß, die „Discretio" im Auge. Denn wer nur noch wärmende oder nur noch kühlende Lebensmittel zu sich nimmt, tut sich auf Dauer nichts Gutes. Es geht – wie immer – um eine wohltuende Ausgewogenheit, um die berühmte „goldene Mitte".

Grundsätzlich gilt:

Grundregeln
- Orientieren Sie sich an den sechs goldenen Lebensregeln (s. Seite 133).
- Ernähren Sie sich mit Lebensmitteln der Saison aus Ihrer Region.
- Versorgen Sie Ihre Körperzellen mit genügend Wasser, das verbessert Ihr Wohlbefinden.
- Achten Sie auf eine ausbalancierte Körperhaltung, sie beeinflusst Ihre Stimmung.
- Gönnen Sie Ihrem Körper ausreichend Ruhe und Bewegung.
- Arbeiten mit Naturmaterialien erweitert unser „Be-Greifen".
- Erfreuen Sie sich an der Natur und gehen Sie achtsam mit ihr um.

Der Hitzetyp

Kennzeichen
Typische Befindlichkeiten, körperliche Beschwerden und Leiden des Hitzetyps sind:
- ständig aktiv
- schneller Pulsschlag
- schwitzt rasch
- viel Durst
- leicht erregbar („die Galle läuft schnell über")
- neigt zu Bluthochdruck
- Schlaflosigkeit
- Nachtschweiß

- heiße Fußsohlen
- schnelles Sprechen
- Heißhunger-Attacken
- Herzjagen
- Bindehautentzündung
- seitliche Kopfschmerzen
- träge Verdauung bis Verstopfung
- Magengeschwüre
- Zahnfleisch- und Nasenbluten
- Aufstoßen und Mundgeruch
- Störungen im Bereich der Leber und der Galle

Gegenmaßnahmen für den Hitzetyp:

Maßnahmen

- Luftige Kleidung in kühlen Farbtönen tragen.
- Sich mit Farben in kühlen Blautönen umgeben.
- Für Bewegung an der frischen Luft sorgen.
- „Hitzköpfen" genügt im Winter meist ein Stirnband zum Schutz der Ohren.
- Kühlende Armbäder machen.
- Bewusst Ruhephasen einplanen.
- Langsame Übungen wie Yoga oder Meditation ins Leben integrieren (wirkt beruhigend).
- Sich in den Hildegard-Tugenden der Geduld und Barmherzigkeit üben.
- Entgiften und Entschlacken mit dem Hildegard-Aderlass oder dem Wasserlinsenelixier.

Ernährung

„Hitzendes"
meiden

- Nach Möglichkeit auf „hitzende" Lebensmittel verzichten bzw. sie nur selten und dann ganz bewusst einsetzen: Schweinefleisch, Alkohol, Kaffee, Chili, Pfeffer, Knoblauch, Ingwer und Zwiebel wirken hitzend. Auch Hafer, tierisches Fett und zu viel Salz besser meiden.
- Greifen Sie zu kühlenden und befeuchtenden Lebensmitteln: frisches Obst, Salat, Getreide als

neutrales Lebensmittel, Rindfleisch, Lammfleisch, Mohn, Flohsamen, Grüner Tee, Pfefferminze, Himbeeren.

Der Kältetyp

Kennzeichen **Typische Befindlichkeiten,** körperliche Beschwerden und Leiden des Kältetyps sind:
- Müdigkeit
- Konzentrationsmangel
- kalte Hände und blasses Gesicht
- Hang zum Grübeln
- oft gereizt
- kann schlecht einschlafen
- rasch erschöpft
- Unlust und Ängstlichkeit bis hin zur Depression
- Heißhunger auf Süßes
- maßlose Lust auf Kaffee
- schwaches Bindegewebe
- neigt zu Fettpölsterchen an den Oberschenkeln und am Po
- bekommt leicht blaue Flecken
- hat rasch ein unangenehmes Völlegefühl, das mit Durchfall und Blähungen abwechselt
- Störungen der Milz
- schlechte Verdauung
- häufig Darmprobleme
- Neigung zu Zellulitis und Nasennebenhöhlenproblemen
- Verschleimung im Hals und auf den Bronchien
- ständige Infekte

Gegenmaßnahmen für den Kältetyp:

- Auf warme Füße achten (rote Socken, Dachsfelleinlagen).
- Pulswärmer, Hals- und Kopfbedeckung tragen.
- Sich mit Farben in wärmenden Rottönen umgeben.
- Warme Fußbäder machen.
- Bewusst in eine gemäßigte Aktivität gehen.
- Mit Tätigkeiten, die Freude machen, das innere Feuer schüren.
- Den Energiehaushalt z. B. mit Meditationen und Qi Gong stärken (wirkt anregend).
- Sich in den Hildegard-Tugenden der Freude und Nächstenliebe üben.
- Für Bewegung in der Natur sorgen.
- Hildegard-Schröpfen und morgendliches Bertramziehen, um die Schleimproblematik auszugleichen.

Maßnahmen

Ernährung

- Nach Möglichkeit auf „kühlende" und „befeuchtende" Lebensmittel verzichten bzw. sie nur selten und dann ganz bewusst einsetzen: Rohkost, Tomaten, Gurken, Milchprodukte – besonders Joghurt –, Zucker, Zitrusfrüchte, rohe Müslis, Mineralwasser, schwarzer und grüner Tee. Auch Eiskaltes, Fett-Süßes bzw. Fett-Salziges meiden, da es zu noch mehr „Schleimbildung" führt.
- Greifen Sie zu wärmenden Lebensmitteln: Dinkel, Hafer, Maroni, Datteln, Quitte, Mispel, Fenchel, Karotte, Kürbis, Sellerie, Schaf, Ziege, Huhn (Fleisch nur in kleinen Mengen), Mandeln und würzen Sie Ihre Speisen bevorzugt mit Galgant, Bertram, Nelken, Muskatnuss und Zimt.

**„Kühlendes"
meiden**

Der Kältetyp sollte nicht Saftfasten. Ein gemäßigtes Brot- oder Dinkel-Obst-Gemüse-Fasten ist für ihn viel sinnvoller.

Rezepte

Dinkelkörner-Grundrezept

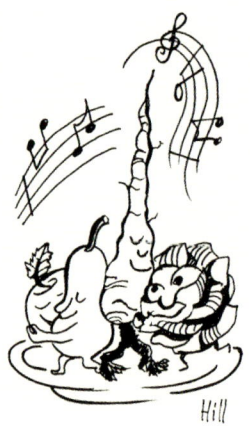

1 kg Dinkelkörner	in einem feinen Sieb kalt abspülen und mit
2 Liter Wasser	kalt aufsetzen. Wenn das Wasser kocht,
Galgant und Bertram	dazugeben und ca. 40 Min. köcheln lassen.

Dann erst salzen und weitere 20 Min. ausquellen lassen – die Dinkelkörner müssen platzen.

Vorratstipp: Ausgekühlte Dinkelkörner portionieren, in Säckchen geben, flach drücken und tiefgefrieren. Sie können für Burger, Risottos, Füllungen usw. weiterverwendet werden.

Dinkelkörner-Mus

Frischkorn-Müslis werden in der Hildegard-Küche nicht verwendet. Getreide muss immer, zumindest kurz, gekocht werden.

1 Apfel	schälen und in Würfel schneiden. In
wenig Wasser	aufkochen.
5–6 EL Dinkelkörner,	gekocht,
1 Prise Zimt,	
1 KL Rohrohrzucker	und eventuell
3 EL Naturjoghurt	unterrühren.

Hafermus

150 ml Wasser,
5 EL Haferflocken,
1 EL Rosinen,
1 Prise Gewürzpulver und
wenig Zucker zusammen aufkochen und 5
Min. auf der ausgeschalteten
Herdplatte quellen lassen.
Nach Belieben
Naturjoghurt unterrühren.

> Hafer ist ein wertvolles Getreide für gesunde und schwächliche Menschen. Kranken ist er nicht zu empfehlen, da er zu sehr hitzt.

Die Gewürzpulvermischung besteht aus:
45 g Zimtpulver
45 g Muskatnusspulver
10 g Nelkenpulver

> Die Gewürzpulvermischung wird auch für die bekannten „Nervenkekse" verwendet.

Flockenmus – Habermus

150 ml Wasser,
3 EL Dinkelflocken und
2 EL Dinkelvollgrieß zusammen aufkochen.
1 Apfel dazuraffeln und alles 5 Min.
auf der ausgeschalteten
Herdplatte quellen lassen.
Nach Belieben
Naturjoghurt unterrühren.

> Habermus ist ein Begriff, der für Müslis gilt, die mit Dinkelflocken oder Dinkelgrieß hergestellt werden.

Fastenbrühe (pro Portion)

150 g Gemüse	(Fenchel, Sellerie, Karotten, Rüben) in
½ Liter Wasser	weich kochen und abseihen. Mit
Galgant, Bertram, Quendel, Ysop, Muskat	würzen und 5 Min. köcheln lassen. Zum Schluss
gehackte Petersilie	oder Kräuter nach Wahl und wenig
Salz	dazugeben. Das Gemüse je nach Geschmack pürieren und wieder in die Suppe geben.

Dinkelbrühe (pro Portion)

Es ist sinnvoll, eine größere Menge Brühe zuzubereiten und im Kühlschrank aufzubewahren.

½ Tasse Dinkelkörner	in
½ Liter Wasser	20 Min. köcheln lassen. Dann
150 g Gemüse	(Fenchel, Sellerie, Karotten, Rüben) dazugeben, weitere 20 Min. weich kochen und abseihen. Mit
Galgant, Bertram, Quendel, Ysop, Muskat	würzen. Abseihen, gehackte Kräuter beifügen und die Brühe langsam trinken – besser löffeln.

Dinkelgrießsuppe (pro Portion)

1–2 EL Dinkelgrieß	in einer Pfanne trocken anrösten, mit
½ Liter Wasser	aufgießen und gut rühren, damit sich keine Klümpchen bilden. Mit
Galgant, Bertram Quendel	und würzen und 10 Min. köcheln lassen. Zum Schluss
Salz gehackte Kräuter	und dazugeben.

> Der Kleberanteil von Dinkelgrieß hilft den Nieren beim Entgiften.

Dinkelsuppe

1 Karotte, 1 Stückchen Sellerie 1 Fenchelknolle	und in Streifen oder Würfel schneiden. In
¾ Liter Wasser	bissfest kochen.
5 EL gekochte Dinkelkörner	dazugeben. Mit
Galgant, Bertram, Quendel, wenig Muskatnuss etwas Beifuß	und würzen und kurz köcheln lassen. Zum Schluss noch etwas salzen.

Kürbissuppe

Bereiten Sie am besten eine große Menge Suppe zu und frieren Sie sie portionenweise ein. Wenn Sie die Suppe nicht aufgießen, sondern gleich nach dem Pürieren einfrieren, können Sie im Tiefkühler Platz sparen.

1 Zwiebel fein hacken und mit
1 EL Öl goldgelb anrösten.
500 g gewürfelten Kürbis kurz mitdünsten und mit
200 ml Wasser ablöschen. Mit
Salz, Galgant, Bertram, Muskatnuss und Ysop würzen. Wenn der Kürbis weich ist, die Suppe mit dem Stabmixer pürieren und das Ganze mit
Wasser oder Milch aufgießen, bis die gewünschte Konsistenz erreicht ist. Die Suppe kann auch „verlängert" werden, indem
1 EL Dinkelfeinmehl mit etwas Wasser zu einem zähen Brei angerührt und der Suppe beigegeben wird. Dann alles nochmals mindestens 10 Min. weiterköcheln lassen und mit Rahm verfeinern.

Tipp: Ist ein Kürbis einmal angeschnitten, sollte er relativ rasch verbraucht werden.

Mangoldsuppe

600 g Mangold	in Salzwasser blanchieren, abseihen und kalt abschrecken.
1 große Zwiebel	hacken und in
1 EL Butterschmalz	goldgelb anrösten.
2 Knoblauchzehen	entkeimen, fein hacken und kurz mitrösten. Mangold beifügen. Mit
Galgant, Bertram	und
Muskatnuss	würzen und mit ca.
½ Liter Wasser	aufgießen.
2 EL Dinkelfeinmehl	mit
½ Liter Rahm	glatt rühren und dazugeben. Die Suppe 15 Min. köcheln lassen und anschließend mit dem Mixstab pürieren. Nochmals
½ Liter Wasser	unterrühren und zum Schluss noch mit
Salz	abschmecken. Auf die angerichtete Suppe
geröstete Pinienkerne	streuen.

> Dem Salzwasser einen Kaffeelöffel Rohrrohrzucker und zwei Scheiben Zitrone beifügen, dadurch wird der Mangold milder.

Dinkel-Kopfsalat

1–2 KL Sonnenblumenöl,	
2 KL Weinessig,	
Salz und Galgant	gut vermengen und mit
Salatblättern	und pro Portion
3 EL gekochten	
Dinkelkörnern	abmischen. 10 Min. ziehen
	lassen und den Salat in dieser
	Zeit zwei Mal gut mischen.

Kürbisöl-Marinade

Weinessig reinigt nach
Hildegard den Magen
und macht Speisen
bekömmlicher.

½ Zwiebel	fein hacken, kurz anrösten
	und mit
Kürbiskernöl,	
Weinessig,	
Salz und Galgant	vermischen und ziehen
	lassen.

Maroni-Marinade

Sonnenblumenöl,	
Weinessig, Salz,	
Galgant	und
1–2 KL Maronihonig	zu einer Marinade
	vermischen und eine
	Viertelstunde ziehen lassen.

Pelargonien-Marinade

Weinessig,
Sonnenblumenöl,
Salz, Galgant,
Pelargonienpulver und eventuell
1 geröstete Zwiebel gut verrühren.

Dinkel-Maroni-Spätzle

50 g Maronimehl,
250 g Dinkelfeinmehl,
1 KL Salz,
1 Prise Galgant und
2 Prisen Quendel mischen und eine Mulde
drücken;
ca. 150 ml Wasser und
1 Ei in diese Mulde geben und zu
einem zähen Teig rühren.
Den Teig zuerst eine Stunde rasten lassen, bei Bedarf noch etwas Dinkelmehl dazugeben und dann in reichlich Salzwasser spätzeln. Kurz aufkochen lassen, mit einer Schaumkelle abschöpfen und in eine Gratinierform geben.
200 g gewürfelten
Mozzarella darüber geben und bei
180 Grad kurz gratinieren.

Langsames Essen verstärkt die heilende Wirkung eines Nahrungsmittels.

Gemüselaibchen

100 g Dinkelflocken,	
3 EL Dinkelvollmehl,	
2 Eidotter,	
100–150 ml Milch oder Wasser,	
2 EL Sonnenblumenkerne,	
Galgant, Bertram,	
Quendel, Ysop und Salz	gut verrühren.
300 g Gemüse nach Wahl	raffeln und dazugeben.
2 Eiklar	zu lockerem Schnee schlagen und unterheben.
Butterschmalz	in einer beschichteten Pfanne erhitzen.

Die Masse mit einem Esslöffel portionenweise in die Pfanne geben und flach drücken. Beidseitig goldbraun braten und mit Blattsalat servieren.

Dinkelrisotto

2 Tassen Dinkelreis	in ein Sieb geben, unter fließendem Wasser abspülen und abtropfen lassen.	Dinkelreis ist geschälter Dinkel und schon nach 15–20 Minuten gar. Er ist sehr leicht verdaulich.
1 Zwiebel	fein schneiden und in	
1 EL Öl oder Butterschmalz	glasig dünsten. Den Reis dazugeben und alles zusammen kurz durchrösten. Mit	
100 ml Weißwein	ablöschen und mit	
Galgant, Bertram, Quendelpulver, Salz	und	
Griechenklee	würzen;	
ca. 4 Tassen Wasser	portionenweise dazugeben und den Dinkelrisotto 20 Min. köcheln lassen. Immer wieder umrühren. Am Ende der Garzeit salzen. Zuletzt	Durch die kalte Butter wird der Risotto cremig. Nicht mehr kochen!
1 Stück Butter	und etwas geriebenen	
Parmesan	unterrühren.	

Variante 1:
Eine Hand voll frisch gehackte Kräuter unterrühren (z. B. Gundelrebe, Petersilie, Löwenzahn oder Brennnesseln).

Variante 2:
Zehn Minuten vor dem Kochende gewürfeltes Gemüse (z. B. Fenchel oder Karotten) dazugeben und den Risotto wie oben beschrieben fertig kochen.

Grießschnitten vom Blech

800 ml Milch, **200 g Dinkelgrieß,** **1 Prise Salz, Galgant,** **Bertram und** **Muskatnuss**	kalt anrühren und aufkochen. Sobald die Grießmasse kocht, die Herdplatte ausschalten, den Deckel auf den Kochtopf geben und das Ganze 20 Min. quellen und dann überkühlen lassen.
50 g weiche Butter, **2 Eier**	und
2 EL Parmesan	unterrühren und auf ein ge-fettetes Backblech streichen. Mit etwas
flüssiger Butter **Reibkäse**	beträufeln und mit bestreuen. Das Backblech ca. 4 Stunden an einen kühlen Ort stellen. Dann bei 200 Grad Heißluft 25–30 Min. backen.

Fenchel-Schiffchen

4 Fenchelknollen	5 Min. in Salzwasser blanchieren. Die äußeren Blätter ablösen und in eine gebutterte Form geben. Den restlichen Fenchel würfeln.
1 Zwiebel	hacken und in
1 EL Butterschmalz	gelb anrösten. Die Fenchelwürfel dazugeben, kurz mitdünsten und
1 Schuss Weißwein	dazugeben. Mit
Galgant, Bertram und Salz	würzen, alles gut durchmischen und abkühlen lassen.
200 g Mozzarella	würfeln, mit dem Fenchel mischen und in die Fenchelschiffchen füllen. Je
1 EL geröstete Dinkelbrösel	auf die Schiffchen verteilen und bei 180 Grad ca. 15 Min. gratinieren.

Dinkel-Semmelbrösel lassen sich gut auf Vorrat halten: 200 g Dinkelbrösel in 50 g Butter unter ständigem Rühren goldgelb rösten. Gut auskühlen lassen und in Vorratsdosen füllen.

Zucchini-Küchlein

Dieses Rezept eignet sich auch vorzüglich für Kürbis, dann allerdings die geraffelte, ausgedrückte Masse kurz in Öl anrösten.

2 große Zucchini (etwa 500 g) und
1 mittelgroße Zwiebel (etwa 100 g) grob raffeln,
Salz dazugeben, ½ Stunde Wasser ziehen lassen und durch ein Küchentuch drücken.

100 g Dinkelfeinmehl und
4 Eier vermengen und mit
Galgant, Bertram und
1 kräftigen Prise Quendel würzen.
100 g Weichkäse
(Feta, Mozzarella) dazugeben.
Den Teig ½ Stunde ziehen lassen, eventuell etwas Milch dazugeben und erst dann die ausgedrückten Zucchini beifügen. Die Masse mit einem Esslöffel portionenweise in Sonnenblumenöl oder Butterschmalz geben und bei mittlerer Hitze beidseitig anbraten.

Maronigemüse

1 gehackte Zwiebel	in
1 EL Butterschmalz	goldgelb andünsten.
500 g Maroni	dazugeben und kurz durchrösten. Die Maroni mit
1 EL Dinkelfeinmehl	stauben und alles kräftig Farbe nehmen lassen. Mit
⅛ Liter Rotwein	ablöschen und mit
Galgant, Bertram, Quendel, Salz	und
1 Prise Griechenkleepulver	würzen. Alles so lange dünsten, bis eine sämige Sauce entsteht. Bei Bedarf noch etwas Wasser dazugeben.

Pikanter Dinkelriebel

1 Portion gekochte Dinkelkörner	(siehe Seite 68) mit einem Wiegemesser oder in der Küchenmaschine grob hacken.
1 klein geschnittene Zwiebel Butterschmalz	in anbraten, die Körner dazugeben und je nachdem, ob der Riebel weich oder knusprig sein soll, 10–30 Min. rösten. Den Riebel mit
frischen Kräutern	oder nur mit gehackter Petersilie bestreuen.

> Den Dinkelriebel kann man auch mit gekochter Dinkelgrütze oder Dinkelbulgur zubereiten.

Apfel-Topfen-Auflauf

1 EL Butter,	
6 EL Rohrohrzucker	und
3 Eigelb	schaumig rühren, dann
½ kg Topfen,	
3 EL Dinkelgrieß,	
1 KL Weinsteinbackpulver	und
1 Prise Salz	dazugeben und nochmals gut durchrühren. Zum Schluss die
3 geschlagenen Eiklar	unterheben. Äpfel schälen und in Schnitze schneiden.

Eine Auflaufform einfetten und die Apfelschnitze einschichten. Die Topfenmasse darüber verteilen und mit Mandelplättchen bestreuen. Den Auflauf bei 160 Grad etwa 50 Min. backen.

> Die Äpfel durch Quittenschnitze ersetzen.

> Am besten immer ein ganzes Backblech Quitten zubereiten, pürieren oder in Schnitze schneiden und portionenweise tiefgefrieren.

Gebratene Quitten

Quitten trocken abreiben und dann erst waschen. Die Früchte auf ein Backblech legen und im Rohr bei 180 Grad, je nach Größe, ca. 40–50 Min. braten. Die Früchte sind gar, wenn man mit der Gabel bis zum Gehäuse stechen kann.

> Um Energie zu sparen, ist es sinnvoll, mehrere Äpfel zu braten und, wenn möglich, mit anderen Fastenden einen gemeinsamen Fastenausklang zu feiern.

Bratäpfel

Äpfel waschen, das Kerngehäuse entfernen und bei 180 Grad 20–30 Min. im Ofen garen. Auf Tellern anrichten und mit Zimt bestreuen.

Dinkelbrot

Das Besondere an unseren Brotrezepten ist, dass pro Kilogramm Dinkelmehl nur ⅙ Würfel (7 g) Hefe verwendet wird. Das bedeutet, dass das Brot leicht verdaulich ist. Das Brotbacken gelingt am besten an den so genannten Blüten- und Fruchttagen. Wer sich nicht nach dem Aussaatkalender orientiert, sollte auf den aufsteigenden Mond und auf die Sternzeichen Schütze bis Zwilling achten.

Der folgende Arbeitsablauf ist sehr detailliert wiedergegeben, im Grunde aber sehr einfach:

Grundsätzlich gilt:
625 ml bis 650 ml Wasser auf 1 kg Dinkelmehl verwenden. Werden Butter, Eier, Grütze etc. mitverarbeitet, ändert sich das Flüssigkeitsverhältnis etwas.

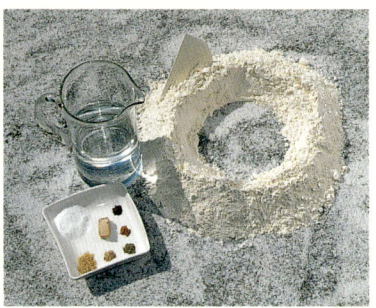

Das Mehl auf die Arbeitsfläche oder in eine sehr weite Schüssel geben und eine Mulde drücken.
650 ml gut lauwarmes Wasser in einen engen Krug füllen.

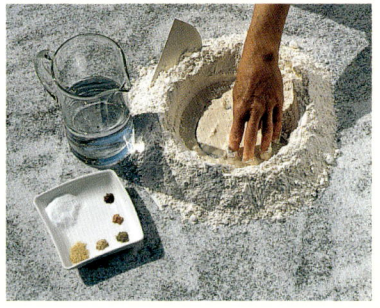

Von diesem Wasser ca. 100 ml in die Mulde gießen. ⅙ Würfel Hefe darin auflösen.

Mit so viel Mehl mischen, bis das so genannte „Teiglein" entsteht. Das ist ein ca. faustgroßes, homogenes Stück Teig.

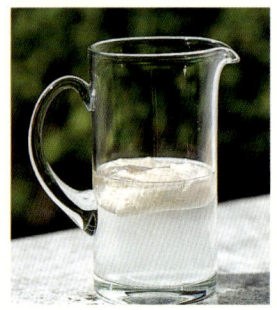

Dieses Teiglein in den Krug zurücklegen und danach Gewürze, Salz und Zucker in die Mulde geben.
Das Teiglein im Krug „gehen" lassen, bis es obenauf schwimmt.

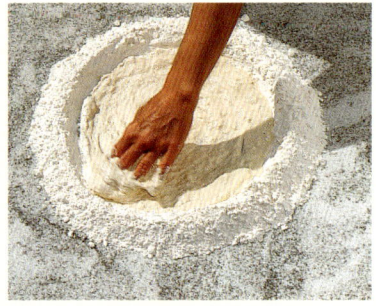

Das Teiglein in die Mulde gleiten lassen und mit der Hand unter mehrmaliger Zugabe des restlichen Wassers einen geschmeidigen, sehr flüssigen Teig rühren. Es sollte noch ein großer Mehlkranz übrig bleiben. Nach und nach das restliche Mehl einarbeiten und erst dann zu kneten beginnen.

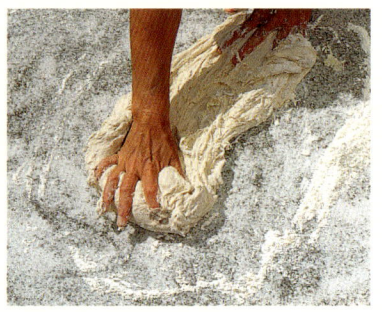

Dieses Kneten erfolgt sehr sanft, indem man den Teig über die gesamte Arbeitsfläche streift und wieder zurückschiebt. Dies geschieht so lange (ca. 5–10 Min.), bis sich der Teig gut bindet und von der Arbeitsfläche und den Händen löst. Bei dieser Methode verbindet sich das Mehl besser mit der Flüssigkeit und man erhält einen saftigen, feuchten Teig. Sollte der Teig zu feucht sein, gibt man erst ganz zum Schluss etwas Mehl bei.

Den Teig mit Mehl bestäuben, mit einem Küchentuch abdecken und auf die doppelte Größe „gehen" lassen. Den Teig nach dem „Gehen" mit einer Teigkarte von der Arbeitsfläche lösen und aufheben – nicht mehr kneten! Wieder mit Mehl bestäuben, abdecken und nochmals gehen lassen.
Diesen Vorgang insgesamt drei Mal wiederholen.

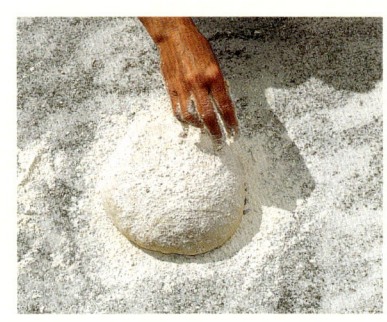

Den fertigen Teig zum Schluss „schleifen", d. h. in den hohlen Händen auf der Arbeitsfläche drehen, bis der Teig kompakt ist.

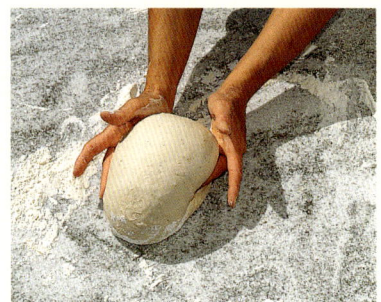

Nach Belieben Brote, Laibe oder Kleingebäck formen und aufs Blech setzen. Vor dem Backen werden die Brote mit warmem Wasser bepinselt oder besprüht.
Backtemperatur: 220 Grad Heißluft, nach 10 Min. absenken auf 200 Grad.
Backzeit: Brötchen ca. 25 Min., Laibe ca. 40–50 Min.

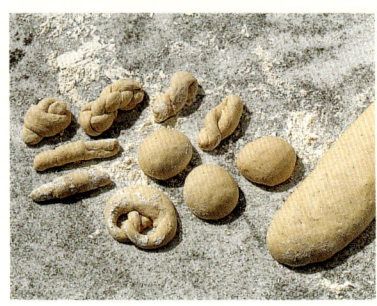

Dinkel-Weißbrot

1 kg Dinkelfeinmehl
625 ml Wasser
⅙ Würfel Hefe
1 EL Salz
3 Msp. Rohrohrzucker
2 Msp. Galgant
2 Msp. Bertram
2 Msp. Fenchel
2 Msp. Ysop

Dinkel-Hausbrot

600 g Dinkelfeinmehl
200 g Dinkelvollmehl
200 g Dinkelflocken
½ Liter Wasser
1 Becher Naturjoghurt (180 g)
⅙ Würfel Hefe
1 EL Salz
3 Msp. Rohrohrzucker
2 Msp. Galgant
2 Msp. Bertram
2 Msp. Kubeben
1 EL Flohsamen

Dinkel-Flockenbrot

800 g Dinkelfeinmehl
200 g Dinkelflocken
625 ml Wasser
⅙ Würfel Hefe
1 EL Salz
3 Msp. Rohrohrzucker
2 Msp. Galgant
2 Msp. Bertram
2 Msp. Fenchel
2 Msp. Quendel
1 EL Flohsamen

> Wenn Sie Ihr Fasten brot nicht selbst backen wollen, kaufen Sie es bei einem Bäcker Ihres Vertrauens.

> Flohsamen sind eine Spitzwegerichart und wirken verdauungsfördernd. Sie werden anstatt Leinsamen eingesetzt.

Mengenangaben / Abkürzungen

EL	- Esslöffel
KL	- Kaffeelöffel
Msp.	- Messerspitze
Tasse	- 150 ml
Prise	- die Menge, die zwischen 2 Fingern Platz hat

Getränke

Gerade beim Fasten ist es besonders wichtig, viel zu trinken, damit die Schlackenstoffe gut ausgeschwemmt werden können. Der tägliche Flüssigkeitsbedarf entspricht ca. 35 ml pro Kilogramm Körpergewicht.

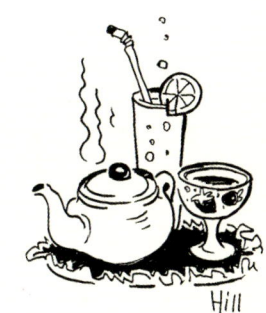

Kristallwasser

Unter Hildegard-Freunden ist das so genannte „Kristall- bzw. Steinwasser" sehr beliebt. Es wird aus ganz bestimmten Hildegard-Steinen hergestellt (z. B. Bergkristall, Chalzedon, Chrysopras). Hildegard beschreibt 24 Mineralien in ihrer heilsamen Wirkung und wie die Steine eingesetzt werden. Manche werden aufgelegt, andere in der Hosen- oder Jackentasche als „Handschmeichler" verwendet und einige eignen sich ganz besonders gut zur Herstellung von „Kristall- bzw. Steinwasser".

Zur Herstellung des Kristallwassers wird der jeweilige Hildegard-Stein in einen mit Wasser gefüllten Glaskrug gelegt und 24 Stunden lang in die Sonne oder zumindest an einen mit Licht durchfluteten Platz gestellt. Auf diese Weise wird die Energie des Steines auf das Wasser übertragen und gelangt über das Trinken in unseren Körper.

> Das Steinwasser kann für Tees oder Suppen verwendet werden. Man kann es aber auch als „Mineralienwasser" trinken.

Anschließend das Wasser in einen anderen Krug umschütten und im Glaskrug wieder Wasser für den nächsten Tag „energetisieren".

Die Steine „reinigt" man am besten alle zehn bis vierzehn Tage, indem man sie einige Minuten unter fließendes Wasser legt.

Für die Fastenzeit sind folgende Steine ganz besonders zu empfehlen:

Bergkristall fördert den Stoffwechsel und die Drüsentätigkeit.

Der Chalzedon reguliert den Hormonhaushalt und wirkt ausgleichend bei Stimmungsschwankungen, Stress und Zorn.

Der Chrysopras leitet Rheumagifte und sonstige Körpergifte aus.

Tee

Tee niemals kochen, sondern nur bis zum Siedepunkt erhitzen

Tee ist immer dünn zuzubereiten, außerdem sollte man Tee nicht zu lange ziehen lassen, da jedes Kraut eine spezifische Wirkung hat. Wählen Sie die jeweilige Teesorte daher bewusst aus.

Samen und Körner werden in kaltem Wasser angesetzt und nach Belieben vor dem Erhitzen gequetscht, damit die ätherischen Öle besser freigesetzt werden. Blätter und Blüten hingegen einfach nur mit heißem Wasser überbrühen.

Fencheltee

Fencheltee wirkt basisch.

1 KL grüne Fenchelkörner in
1 l kaltes Kristallwasser geben, bis zum Siedepunkt erhitzen, 3 Min. ziehen lassen und abseihen.

Rosenblütentee

Der Rosenblütentee und der Fencheltee sind besonders wohlschmeckende Getränke und „Frohmacher".

2 KL Rosenblüten mit
1 l heißem Kristallwasser überbrühen, 2 Min. ziehen lassen und abseihen.

Frühstückstee-Mischung

35 g grüne Fenchelkörner
15 g Rosenblätter
10 g Mariendistel
5 g Galgantwurzel
5 g Nelken

> Tee und Wasser helfen auch gegen Hunger. Das Hungergefühl ist im Alltag oft einfach nur Durst.

1–2 KL dieser Mischung   in
1 l kaltes Kristallwasser   geben, bis zum Siedepunkt
erhitzen, 3 Min. ziehen
lassen und abseihen.

Abendtee-Mischung

35 g grüne Fenchelkörner
10 g Rosenblätter
10 g Orangenblütenblätter
15 g Mariendistel

Zubereitung siehe oben.

> Je nach persönlichen Vorlieben können Sie auch aus Himbeer- oder Brombeerblättern, aus Orangen- oder Jasminblüten oder aus Melisse und Hagebutte Tee zubereiten.

Fruchtsäfte

Fruchtsäfte müssen prinzipiell verdünnt werden. Als Fastengetränk eignen sich nur naturbelassene, pasteurisierte Säfte aus Johannisbeeren, Brombeeren, Traube oder Apfel. Mischen Sie diese mindestens zur Hälfte oder besser noch dünner mit Kristallwasser. Während der Fastenzeit Saft aus Zitrusfrüchten besser meiden, da sie den Körper auskühlen.

Unsere Erfahrung hat gezeigt, dass Tee als Fastengetränk bekömmlicher ist. Wer aus Geschmacksgründen Fruchtsaft bevorzugt, sollte diesen ganz langsam und in kleinen Schlucken trinken.

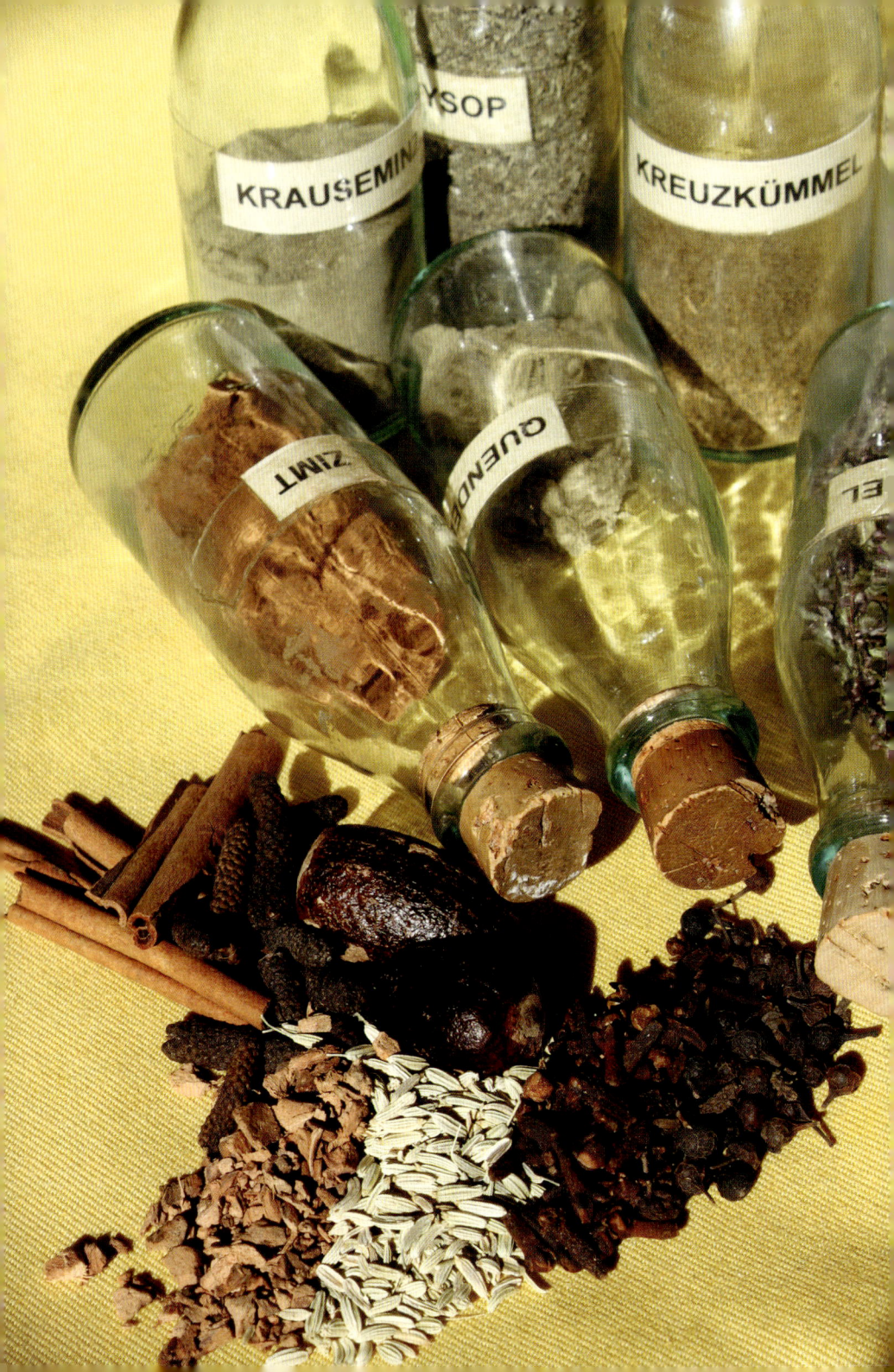

Gewürze

Ackerminze

Die Ackerminze wärmt den Magen und fördert die Verdauung. Sie kommt vor allem bei empfindlichem Magen und bei Verdauungsschwächen zum Einsatz. Ackerminzenblätter und zarte junge Triebe fein hacken und in Suppen, im Gemüse und in Fleisch- oder Fischgerichten mitkochen bzw. roh mit etwas Brot essen.

Bachminze

Die Bachminze entlastet den Magen und die Atmung. Sie sollte speziell bei Übergewicht oft verwendet werden. Bachminze in Suppen, im Gemüse und in Fleisch- oder Fischgerichten mitkochen bzw. roh mit etwas Brot essen.

Beifuß

Beifuß wird auch „Wilder Wermut" genannt und ist mehr Heilmittel als Gewürz. Er hilft bei Gastritis, Magenempfindlichkeit und Sodbrennen und hat auch auf Leber und Bauchspeicheldrüse anregende Wirkung. Frische klein gehackte Beifußblätter oder 1–2 Messerspitzen Beifußpulver in Suppen, Gemüsen, Fleisch-, Geflügel- oder Fischgerichten mitkochen. Den Beifuß nur in kleinen Mengen verwenden, da er bitter schmeckt. Beifuß muss unbedingt mitgekocht werden.

Beifuß unbedingt mitkochen

Bertram

Bertram ist ein Universalheilmittel und sollte in keinem Essen fehlen. Er wird immer gemeinsam mit Galgant verwendet und passt zu allen würzigen Gerichten. Nach Hildegard von Bingen sorgt er für eine gute Verdauung, für gutes Blut und verleiht Kraft und Energie. Man kann ihn mitkochen, aber auch roh verwenden.

Bertram sollte in keinem Essen fehlen

Bohnenkraut
Bohnenkraut ist ein aromatisches Gewürz und passt zu allen Gemüsegerichten. Es gilt als Frohmacher und ist als Pulver, in gerebelter Form und frisch zu verwenden.

Fenchel

Fenchel sorgt für gute Ausdünstung

Fenchel gehört zu den klassischen Frohmachern und passt vor allem zu Getreide- und Gemüsegerichten. Er reinigt den Magen, verhindert Mundgeruch, stärkt die Sehkraft, sorgt für eine gute Ausdünstung und Hautfarbe sowie für guten Körpergeruch.

Galgant

Galgant ist das „Herzmittel"

Galgant wird anstatt Pfeffer verwendet und passt überall, wo es würzig und scharf schmecken soll. Galgant ist das „Herzmittel" der Hildegard-Heilkunde. Aber auch bei Menstruationsbeschwerden, Kreislaufproblemen, Kraftlosigkeit, Kopfschmerzen und Durchblutungsstörungen hat er seine wärmende und entkrampfende Wirkung schon vielfach unter Beweis gestellt. Galgant ist in Pulverform oder auch in Form von Wurzelstückchen erhältlich.

Gewürznelken
Das Gewürznelkenpulver sehr sparsam verwenden, denn es hat einen äußerst intensiven Geschmack.
Gewürznelken tragen dazu bei, dass das bei Gicht entzündete Bindegewebe abschwillt. Das Kauen von Gewürznelken (nicht mehr als 2–3 Stück pro Tag) hilft auch bei Kopfbrummen aufgrund von Wetterfühligkeit.

Griechenklee
Griechenklee bzw. Bockshornklee könnte man als „Aromat der Hildegard-Küche" bezeichnen. Er passt vor allem in Suppen, Saucen und gebundene Gemüse. Griechenklee sollte wegen des Aromas mitgekocht

werden bzw. man lässt ihn ¼ Stunde in heißer Flüssigkeit quellen. Er wirkt nach Hildegard appetitanregend und schmeckt ausgezeichnet.

Kreuzkümmel
Kreuzkümmel hat einen sehr intensiven Geschmack und wird auch Mutterkümmel genannt. Er erleichtert die Verdauung von Käse. Personen mit Herzproblemen müssen Kreuzkümmel meiden!

Kubebe
Die Kubebe ist eine Pfefferart, die sehr sparsam verwendet wird, da ihr Geschmack überaus intensiv ist. Kubeben passen in deftige Suppen und Getreidegerichte. Sie können sowohl zur sportlichen als auch zur geistigen Leistungssteigerung eingesetzt werden und helfen in Stresssituationen und bei Angstzuständen.

Kubeben helfen in Stresssituationen

Muskatnuss
Die Muskatnuss öffnet nach Hildegard das Herz des Menschen und vermindert die schädlichen Säfte. Sie reinigt das Blut, hilft bei Konzentrationsschwierigkeiten, Behäbigkeit, psychischer Belastung und ist überhaupt ein Frohmacher. Muskatnuss immer sparsam dosieren. Muskatnuss ist Bestandteil des Hildegard-Nervenkekspulvers.

Pelargonienmischpulver
Das Pelargonienmischpulver besteht aus Edelpelargonien-, Bertram- und Muskatnusspulver und wird auch als „Hildegard-Grippepulver" bezeichnet. Zur Vorbeugung gegen Erkältungen wird dieses fein duftende Gewürzpulver prisenweise in Salatsaucen und Brotteig gegeben.

Grippewein:
¼ Liter Rotwein mit 1 Kaffeelöffel Pelargonienmischpulver aufkochen, 5 Minuten köcheln lassen, warm trinken und zu Bett gehen.

Pfeffer

Pfeffer trocknet nach Hildegard aus und sollte nicht täglich eingesetzt werden. Pfeffer generell sparsam verwenden.

Das wohlschmeckende Küchengewürz mit den Speisen mitkochen, einer Marinade beifügen oder über das Essen streuen.

Poleiminze

Poleiminze hilft gegen Gastritis, Aufstoßen, Sodbrennen und reinigt generell den Magen. Nach Hildegard von Bingen enthält die Poleiminze die Kraft von 15 Kräutern. Sie kann, muss aber nicht mitgekocht werden.

Quendel

Quendel immer mitkochen

Der Quendel bzw. Feldthymian sorgt für die „italienische Note" beim Essen und passt zu fast allen Gemüse-, aber auch zu Fleisch- und Getreidegerichten. Quendel gilt in der Hildegard-Heilkunde als „Hautgewürz", denn er hilft ganz ausgezeichnet mit, Hautprobleme zu lindern oder sogar ganz auszuheilen. Es ist wichtig, den Quendel oft zu verwenden und ihn immer mitzukochen, ein nachträgliches Würzen hilft nicht.

Salbei

Der Salbei wirkt gegen alle Schadstoffe, die im Körper gespeichert sind. Er reinigt und heilt gleichzeitig. Wenn möglich, täglich 1–2 Salbeiblätter frisch essen oder als Salbeipulver im Essen mitkochen bzw. über ein Stück Dinkelbrot streuen und essen.

Salz

Erst am Ende der Kochzeit salzen

Salz in vernünftigen Mengen konsumieren, denn es unterstützt den Eigengeschmack der Speisen. Salzloses Essen macht den Menschen nach Hildegard „innerlich lau". Da Salz durch den Kochprozess den salzigen Geschmack verliert, ist es empfehlenswert, alle Gerichte am Anfang wenig und erst am Ende der Kochzeit „richtig" zu salzen.

Ysop

Auch dieses Hildegard-Heilkraut ist ein Frohmacher. Ysop ist relativ geschmacksneutral und passt zu allen Gemüse-, Fleisch- und Fischgerichten, aber auch zu Teigwaren und Getreidegerichten. Ysop muss immer mitgekocht werden. Das Trockenpulver wirkt intensiver als frisches Kraut. Er hilft bei Traurigkeit, Melancholie, Depressionen und Leberfunktionsstörungen.

Ysop immer mitkochen

Zimt

Zimt wärmt, macht fröhlich, entspannt, stärkt die Sinne und reinigt das Blut. Er wirkt Stoffwechselstörungen entgegen und sollte daher täglich zum Einsatz kommen. Man kann zum Beispiel ein Stück Zimtstange dem Tee beifügen, einer Sauce beigeben oder mit Fleisch mitkochen. Auch das Zimtpulver kann prisenweise allen Speisen beigemengt werden.

Zimt täglich einsetzen

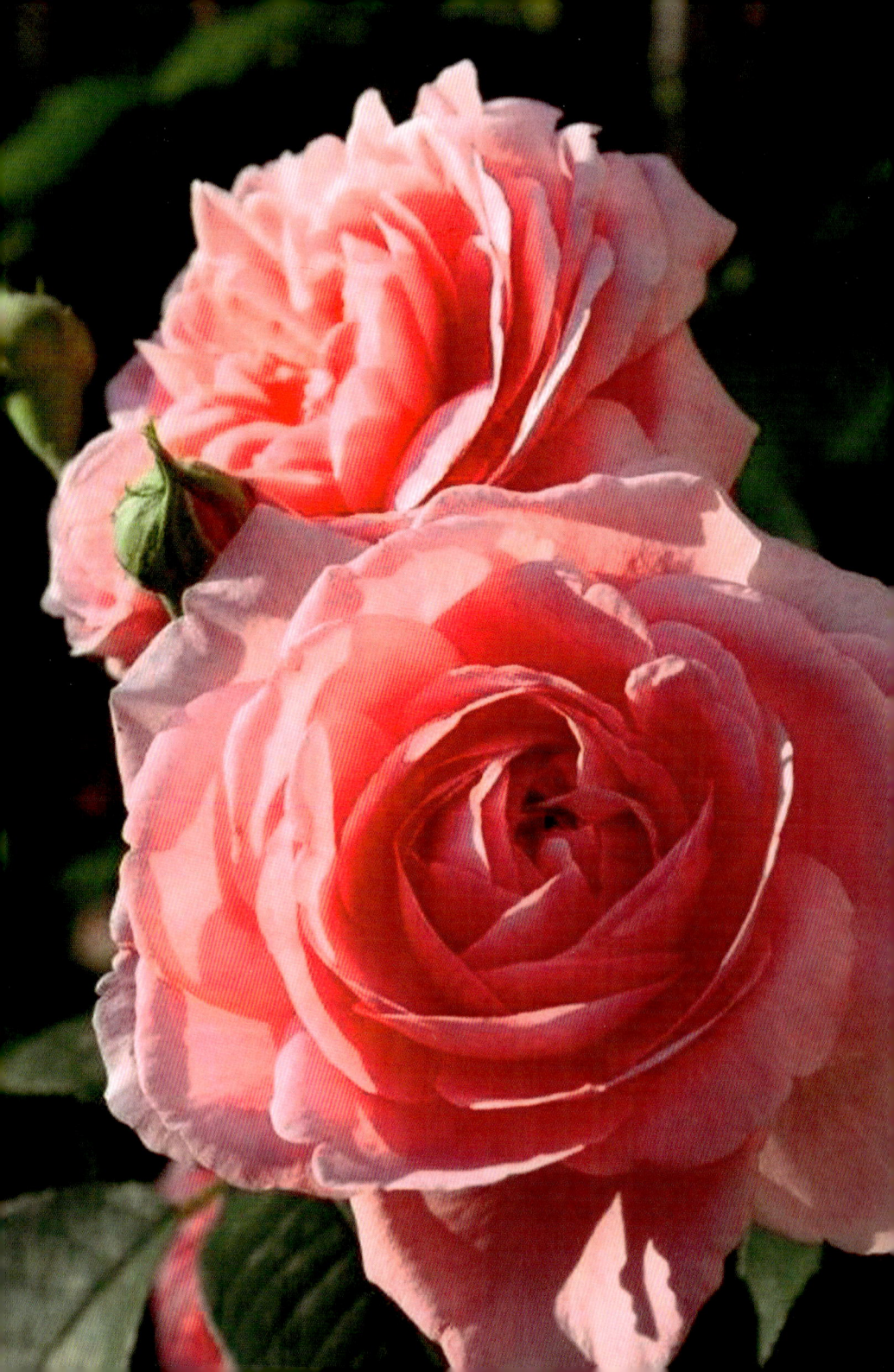

Heilmittel

Neben den richtig ausgewählten Nahrungsmitteln, die „Heil-bringend" sind, weist Hildegard auch auf eine Reihe anderer Mittel hin, die den Menschen auf dem Weg zur Gesundheit unterstützen. Die folgenden Mittel sind das ganze Jahr über wertvolle Hilfen, besonders auch in der Fastenzeit.

> Die Freude ist ein wertvolles Heilmittel.

Birnbrei

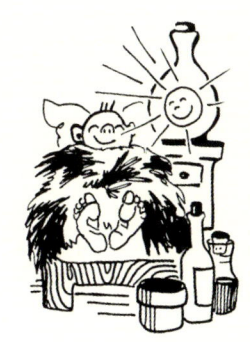

Der Birnbrei ist auch als Bärwurzbirnhonig bekannt und wird beim Fasten zur Ausleitung verwendet. Er eignet sich auch hervorragend als Kur bei Migräne, Darmträgheit und rheumatischen Beschwerden (s. Seite 109). Eine Kur dauert immer mindestens drei Wochen und längstens drei Monate. Den Birnbrei muss man selbst herstellen. Bereiten Sie immer nur eine Menge von höchstens einem Kilogramm zu.

1 kg reife Birnen	vierteln, Kerngehäuse entfernen und mit viel Wasser weich kochen. Das Wasser abgießen und die Birnen pürieren.
35 g Birnbreipulver	mit
150 g Bienenhonig	aufwärmen und gut mischen, dann das
Birnenpüree	beifügen, nochmals aufkochen lassen, in kleine Gläser füllen und im Kühlschrank aufbewahren.

> Das Birnbreipulver und andere angeführte Heilmittel sind in Apotheken und Hildegard-Läden erhältlich.

Maronihonig

Maronihonig hilft gegen Stress, Depressionen oder Aggressionen, bei Heißhunger auf Süßes und unterstützt die Leber beim Entgiften.

500 g Bienenhonig	langsam erwärmen, mit
150–200 g Maronimehl	gut verrühren und im
	Kühlschrank aufbewahren.

Bei Bedarf einen Kaffeelöffel Maronihonig morgens nüchtern oder am Abend vor dem Schlafengehen einnehmen.

Sellerie-Mischpulver

Während der Fastenzeit kann es auf Grund des Reinigungsprozesses zu Muskel- und Gelenkschmerzen kommen. In diesen Fällen hilft das Sellerie-Mischpulver hervorragend.
Vor und nach den Fastenmahlzeiten jeweils eine Messerspitze Sellerie-Mischpulver einspeicheln und schlucken oder auf ein Stück Dinkelbrot geben und essen.

Fenchelkörner / Fencheltabletten

Fenchelkörner bzw. Fencheltabletten (Fenchelpresslinge) helfen bei Mundgeruch, der durch eine schlechte Verdauung bedingt ist. Am Morgen nüchtern und auch untertags immer wieder Fenchelkörner (z. B. vom Fencheltee) kauen oder Fencheltabletten im Mund zergehen lassen. Fenchel ist auch ein Heilmittel bei beginnender Sehschwäche.

Galgant

Galgant hilft zuverlässig bei Herzbeschwerden, Müdigkeit und Verdauungsbeschwerden.

Mit Galgant lassen sich Fastenkrisen schnell beseitigen: eine Galganttablette auf der Zunge zergehen lassen bzw. ein Stück Galgantwurzel zerkauen.

Fastenkrisen

Kubebe

Die Kubebe kann sowohl zur körperlichen als auch zur geistigen Leistungssteigerung eingesetzt werden. Sie hilft zudem in Stress-Situationen und bei Angstzuständen. Tragen Sie eine kleine Dose mit Kubeben bei sich und zerkauen Sie bei Bedarf einige Früchte. Sie können sie aber auch als Gewürzpulver in Suppen und Gemüsegerichten mitkochen.

Die Kubebe ist Fastenden, die vom Rauchen loskommen möchten, sehr zu empfehlen. Kauen Sie jedes Mal, wenn Sie die Lust auf eine Zigarette überkommt, 1–2 Körner.

Quittentabs

Bei Übersäuerung und daraus resultierenden Muskelschmerzen sind 10–15 Quittentabs pro Tag sehr hilfreich.

Salbei

Salbei wirkt ebenfalls Mundgeruch entgegen und stärkt den Magen. Bei Atemnot und auch bei Verkühlungen hilft ein gerolltes Salbeiblatt, das man sich in ein Nasenloch steckt.

Stärkt den Magen

Süßholzwurzel

Sie hilft bei Verstopfung und fördert die Verdauung.
Bei Bedarf eine Süßholzwurzel kauen.

Flohsamen

Der Flohsamen gilt in der Hildegard-Heilkunde als Frohmacher. Er hebt sehr schnell die Stimmung.

Durch seine enorme Quellfähigkeit trägt der Flohsamen zur Regulierung der Verdauung bei. Täglich 1–2 Mal einen Teelöffel Flohsamen ins Müsli rühren oder z. B. über die Suppe streuen. Achten Sie auf genügend Flüssigkeitszufuhr. Bei einem Teelöffel Flohsamen rechnet man etwa ¼ Liter Flüssigkeit. Flohsamen vergrößern mit Hilfe von Flüssigkeit ihr Volumen um das 40fache.

Flohsamenwein

Die abgesiebten Flohsamen noch warm in einem Leinensäckchen auf den Magen legen. Das hilft mit, Gifte auszuleiten.

Der Flohsamenwein gilt als Frohmacher, fördert die Verdauung, lockert die Psyche und hilft bei Hautleiden und Gürtelrose. Er wirkt beruhigend.

1 Liter Rotwein   mit
4 gehäuften KL Flohsamen   ½ Stunde stark
                               kochen, absieben und
                               in Flaschen füllen.

Drei Mal täglich einen Schluck warmen Wein vor dem Essen trinken. Den Flohsamenwein so lange einnehmen, bis die Symptome verschwunden sind.

Petersilienhonigwein

Der Petersilienhonigwein ist auch als Herzwein bekannt, da er bei sämtlichen Herzproblemen hilft. Zudem wirkt er bei Kreislaufstörungen, Kopfschmerzen und Wetterfühligkeit.

Als Herzwein bekannt

1 Liter Rot- oder Weißwein,
8–10 Stängel Petersilie
samt Kraut und
2 EL Weinessig 10 Min. kochen. Anschließend
3 EL Bienenhonig dazugeben und nochmals auf kleinem Feuer 5 Min. köcheln. Abschäumen und absieben.

Der Herzwein ist auch außerhalb der Fastenzeit gesund und ein prima Aperitif. Ob Sie Rot- oder Weißwein verwenden, ist Geschmacksache. Weißwein regt den Kreislauf noch etwas mehr an.

Der Herzwein sollte kühl gelagert werden. Alle Hildegard-Kräuterweine immer temperiert trinken. Behalten Sie einen Schluck Kräuterwein so lange im Mund, bis er Körpertemperatur angenommen hat.

Gelöschter Wein

Er hilft bei Blutdruckproblemen, Kopfbrummen, Zorn, Verstimmungen und Wetterfühligkeit.
Pro Portion:
50 ml gehaltvollen Weißwein (ersatzweise Rotwein) bis zum Siedepunkt erhitzen, die Pfanne vom Feuer nehmen und den Wein sofort mit
25 ml Kristallwasser „löschen". Warm trinken.

Der Gelöschte Wein hilft sofort. Alkoholempfindliche Menschen nehmen nur einen Schluck oder einen Teelöffel davon. Er wirkt auch in dieser geringen Menge.

Leinsamenwickel

Leinsamen nur für
äußerliche Anwendun-
gen einsetzen.

Der Leinsamenwickel regt die Verdauung an und leitet
Gifte aus.

100 g Leinsamen,
1 gehäuften KL Galgantpulver und
ca. 600 ml Wasser   zu einem zähen,
                                       dicken Brei kochen.
Den Brei auf eine Hälfte eines alten Leinentuchs strei-
chen, mit der zweiten Hälfte abdecken und auf die
Gürtelzone legen. Mit Frotteetüchern warm halten
und eine halbe Stunde ruhen.

Dem Fußbad eine
Hand voll Salz beige-
ben, das verstärkt die
Wirkung.

Heißes Fußbad

Es wirkt wohltuend bei Kreislaufbeschwerden, Kopfschmerzen und Schlafstörungen.

Betonikakrautkissen

Das Betonikakrautkissen hilft bei Angstträumen und
beruhigt die Gedanken. 100 g Trockenkraut in ein klei-
nes Schlummerkissen füllen und neben sich ins Bett
legen. Die erstaunlich schnelle Wirkung hält etwa ein
halbes Jahr an.

Rosenriechpulver

Das Rosenriechpulver beruhigt in Stress-Situationen.
„Wer zornig ist, nehme Rosen und weniger Salbei und
rieche daran, wenn der Zorn aufsteigt, denn der Salbei
tröstet und die Rose erfreut."

Man kann Rosenblütenblätter und Salbeiblätter trocknen und pulverisieren, das Pulver in einer kleinen Dose bei sich tragen und in Stress-Situationen immer wieder daran riechen.

Immer nur biologische Rosenblätter verwenden.

Rosenöl

Das Rosenöl hat eine schmerzlindernde Wirkung. Es hilft bei Rheuma- und Gliederschmerzen, bei Wadenkrämpfen und bei kalten Füßen.
Die schmerzende Stelle bei Bedarf gut mit Rosenöl massieren bzw. Rosenöl-Wickel machen.
Echtes Rosenöl ist sehr teuer und wird fast nie pur verwendet. Man mischt 4 Tropfen echtes Rosenöl und 2 Tropfen Salbeiöl mit 10 ml Mandel- oder Olivenöl.

Riechen Sie gelegentlich am Rosenöl, das erfreut das Herz. Auch der Duft von Lilien erfreut nach Hildegard das Herz und bereitet zudem gute Gedanken.

Rosenblütenduft

Der Rosenblütenduft hilft bei Traurigkeit und sorgt für Ausgeglichenheit und Ruhe. Rosenblüten in eine mit Wasser gefüllte Schale geben, Blüten und Blätter als Dekoration streuen oder einen Rosenstrauß ins Zimmer stellen.

Wermutcreme

Die Wermutcreme hilft besonders bei rheumatischen Beschwerden, die am Fastenbeginn verstärkt auftreten können.
2–3 Mal pro Tag Wermutcreme auf die schmerzende Stelle auftragen und gut einreiben. Am besten vor einer Wärmequelle (z. B. Rotlampe oder Föhn), damit die Creme möglichst tief ins Gewebe eindringen kann.

Hilft bei rheumatischen Beschwerden

Dachsfell

Das Dachsfell wirkt Nierenschmerzen entgegen und sollte auch bei Rückenschmerzen, Durchblutungsstörungen und Abwehrschwäche zum Einsatz kommen. Schlafen Sie auf einem Fell oder tragen Sie einen Fellgürtel. Auch Schuheinlagen sind sehr hilfreich. Empfindliche Menschen können das Fell in einen Polsterbezug stecken.

> Denken Sie daran, die Nieren immer warm zu halten, ganz besonders in der Fastenzeit.

Bergkristall

Der Bergkristall ist der „Stoffwechsel- und Drüsenstein". Bei Beschwerden Kristallwasser zubereiten und täglich trinken. Zudem einen Kristall an der Sonne wärmen und z. B. auf die Schilddrüse legen. Sie können zusätzlich Wickel mit Kristallwasser machen und eine Kristallkette tragen.

Chalzedon

Der Chalzedon ist der „Hormon- und Sprachstein". Er wirkt ausgleichend bei Stimmungsschwankungen, Stress und Zorn. Jähzornige und leicht reizbare Menschen sollten Chalzedonwasser trinken und am besten Tag und Nacht eine Chalzedonkette oder einen Anhänger tragen.

Chrysopras

Der Chrysopras ist der „Rheumastein" und hilft mit, Rheumagifte aus dem Körper auszuleiten. Bei derartigen Beschwerden Chrysopraswasser zubereiten und zusätzlich einen Stein als Anhänger oder als Kette auf der Haut tragen.

Indischer Blutjaspis

Der Indische Blutjaspis (= Heliotrop, grün mit roten Einschlüssen) ist der „Schmerzstein" und hilft bei Schmerzen aller Art. Zudem hilft er bei Herzstolpern, Aufregung wie z. B. Prüfungsangst oder Liebeskummer, jedem seelischen Druck, der das Herz höher schlagen lässt, rheumatischen Beschwerden und auch bei Angstträumen. Den Blutjaspis so lange auf die schmerzende Stelle legen, bis er warm ist. Dann beiseite legen, auskühlen lassen und erneut auflegen.

> Es ist wichtig, jeden dieser Steine auf der Haut zu tragen. Als Schmuckstück über der Kleidung wirken sie nicht.

Smaragd

Der Smaragd ist ein Stein mit besonderer Grünkraft, der so genannten „Viriditas". Er lindert Kopfschmerzen, indem man ihn anhaucht und die Stirn und die Schläfen mit dem Stein bestreicht. Anschließend nimmt man ihn noch eine Stunde lang in den Mund. Er hilft aber auch bei Antriebslosigkeit, wenn man ihn über Nacht in den Bauchnabel legt. Am besten mit einem Pflaster fixieren.

Aderlass

Der Aderlass ist eine alte und sehr effektive Heilmethode. Er hilft bei hohem Blutdruck, sowie bei sämtlichen Beschwerden, die mit Verschlackung in Zusammenhang stehen. Er gleicht hormonelle Beschwerden aus, unterstützt den Heilungsprozess bei rheumati-

Aderlass befreit von Schlacken

Der Aderlass ist nach der Fastenzeit eine ideale zusätzliche Entgiftungsmöglichkeit. Während des Fastens lässt man besser keinen Aderlass machen. Wer sich dennoch dazu entschließt, darf ab dem Aderlasstag keinen Birnbrei mehr einnehmen – das wäre für den Körper zu belastend.

Hildegard spricht davon, *„nicht in den Schein des Feuers"* zu schauen. Heute bedeutet dies, Neonlicht und Bildschirme zu meiden.

schen Erkrankungen und auch überhöhte Cholesterinwerte werden deutlich gesenkt.

Beim Aderlass wird dem Körper auf sanfte Weise Blut entnommen. Dadurch wird er von Schlacken befreit, die er normalerweise nur sehr mühsam abbauen kann. Hildegard gibt sehr genaue Anweisungen, wie ein Aderlass zu erfolgen hat:

Man soll bei abnehmendem Mond zur Ader lassen und zwar nur die ersten sechs Tage ab Vollmond. Der Aderlass darf nur in absolut nüchternem Zustand gemacht werden. Auch das Zähneputzen ist verboten, denn die Pfefferminze der Zahnpasta würde den Säftehaushalt beeinflussen. Es ist wichtig, dass die „guten und schlechten Säfte" noch getrennt sind. Zur Ader gelassen wird an einer der Armvenen. Je nach Krankheitsbild wählt der Arzt eine davon aus. Es wird so lange zur Ader gelassen, wie dunkles Blut herausfließt. Sobald helles Blut kommt, sind die Schlacken entfernt, und der Aderlass wird gestoppt. Bei diesem Vorgang werden durchschnittlich 80 bis 100 ml Blut abgenommen. Der Aderlass sollte ein Mal pro Jahr gemacht werden. Es ist sinnvoll, ab dem dreißigsten Lebensjahr zu beginnen. Laut Hildegard sollen Männer bis zum 80. Lebensjahr, Frauen bis zum 100. Lebensjahr einen Aderlass machen lassen.

Am Tag des Aderlasses und zwei Tage danach ist Folgendes besonders zu beachten:

- Diät mit Dinkelprodukten und gekochtem Gemüse
- Ruhe und gelöste Atmosphäre
- kein grelles Sonnenlicht (im Freien eine Sonnenbrille tragen)
- kein Fernsehen
- keine Computerarbeit
- keine anstrengenden Unternehmungen.

Schröpfen

Das Schröpfen ist eine zweite sehr spezielle Hildegard-Heilmethode. Es ist nach Hildegard *„zu jeder Zeit gut, denn es vermindert die schädlichen Säfte und Schleime im Menschen".*

Das Schröpfen hat sich bei Nackenverspannungen, Kopfschmerzen und Krampfadern hervorragend bewährt. Bei dieser Methode werden vom Arzt Glaskugeln mit angewärmter Luft an jenen Nervenpunkten des Körpers angebracht, wo es zur bestmöglichen Reinigung kommen kann. Durch die Poren der Haut werden beim Abkühlen der Glaskugeln durch das entstehende Vakuum Schlackenstoffe „abgesaugt". Bei Krampfadern werden die Kugeln seitlich an den Beinen und der Hüfte, niemals aber auf den Adern direkt angesetzt.

> Aderlass und Schröpfen sollen und dürfen nur von einem Arzt bzw. vom Heilpraktiker vorgenommen werden.

Reue

Hildegard macht immer wieder auf die Kraft der Reue aufmerksam. Daher möchten wir dieses sehr ungewöhnliche Heilmittel nicht unerwähnt lassen. Ohne Reue, schreibt sie, kann keine andere Arznei grundlegend heilen.

Begriffe wie Disziplin, Barmherzigkeit, Demut oder eben Reue klingen für uns heute verstaubt, befremdlich oder sogar abschreckend. Aber gerade in diesen Eigenschaften liegt häufig die Lösung für einen ganzheitlichen Heilungsprozess. Hildegard fordert Demut Gott und unseren Mitmenschen gegenüber.

Sie empfiehlt ein gewisses Maß an Disziplin, um an unserem Verhalten zu arbeiten, und sieht die Reue als reinigende Kraft. Wenn wir ab und zu auf diese Weise „unsere Seele putzen", reinigen wir uns von innen her.

> Für Hildegard ist die Reue ein Heilmittel erster Wahl.

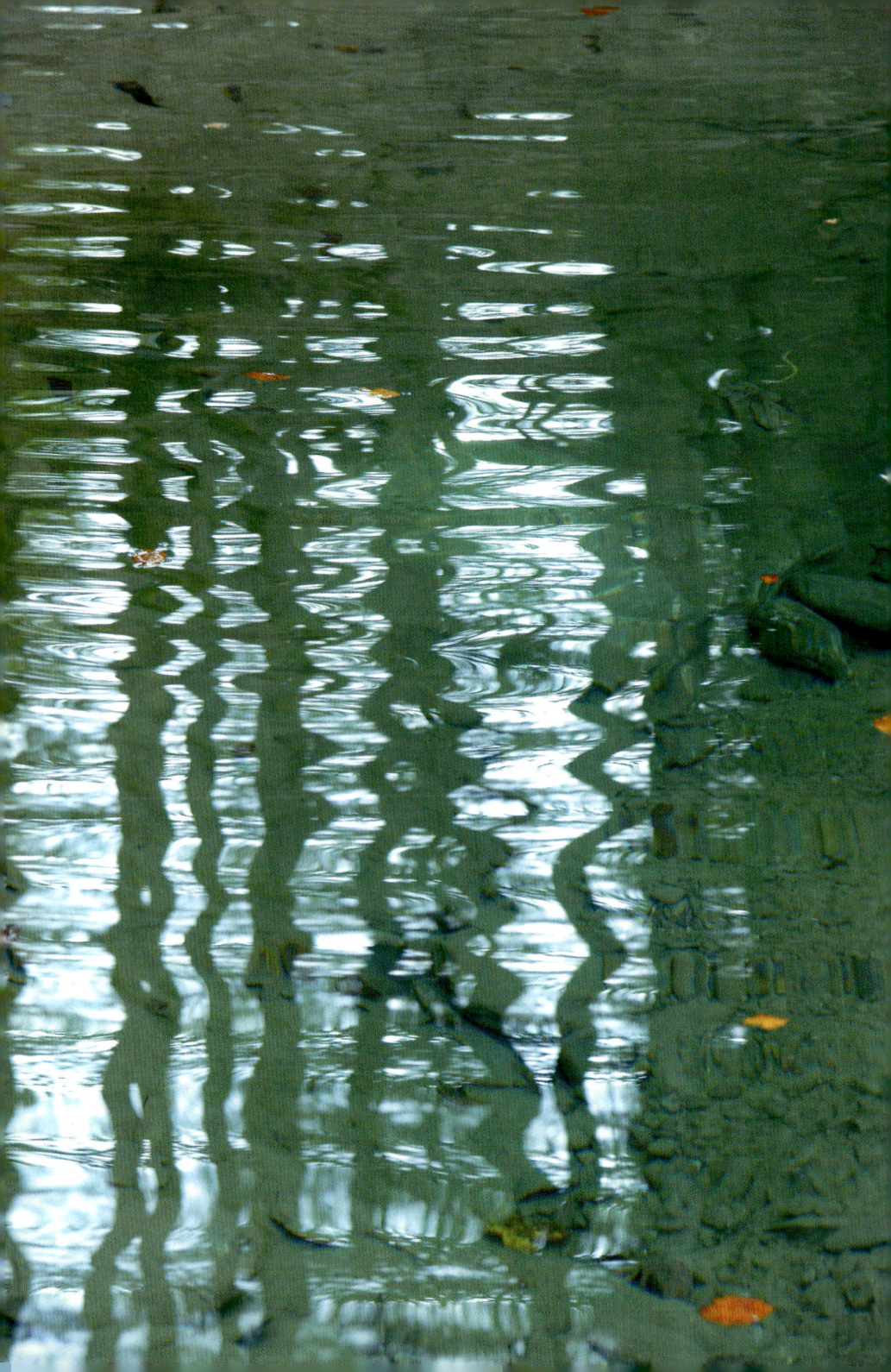

Kuren nach dem Fasten

Gerade nach einer Fastenzeit möchte man das erlangte Wohlbefinden so lange wie möglich beibehalten. Das kann man mit einer Hildegard-Kur gut unterstützen, denn der Körper ist ohnehin auf Reinigen und Entgiften eingestellt.

Bei einer Hildegard-Kur werden über einen längeren Zeitraum hinweg bestimmte Hildegard-Heilmittel genau nach Anleitung eingenommen. Sie tragen dazu bei, die Gesundheit zu erhalten bzw. wiederzuerlangen.

Wir sollten uns allerdings immer vor Augen führen, dass ein ganzheitliches Gesunden nie über den Körper allein geschehen kann, denn es muss immer auch die Seele in den Heilungsprozess miteinbezogen werden.

In vielen Anweisungen kommt der Ausdruck „oft" vor. „Trinke oft den Wein", heißt es zum Beispiel beim Aronstabelixier. Man soll das jeweilige Heilmittel also so lange einnehmen, bis man wieder gesund ist.

> Kuren sollten nicht unterbrochen werden.

Birnbrei

Der Birnbrei ist auch als Bärwurzbirnhonig bekannt und ist ein Entgiftungs- und Entschlackungsmittel; er hilft bei Atembeschwerden, Asthma und Migräne. Wer den Birnbrei nach dem Fasten weiterhin gerne nimmt, kann dies noch einige Tage oder Wochen lang tun. Während dieser Kur kann – wie auch bei allen anderen Kuren – wieder ganz „normal" gegessen werden.

Herstellung: Ein Kilogramm reife Birnen vierteln, Kerngehäuse entfernen und mit viel Wasser weich kochen. Wasser abgießen, Birnen pürieren. 35 g Gewürzmischpulver mit 150 g Bienenhonig aufwärmen und gut mi

> **Birnbrei-Mischpulver**
> 35 g Bärwurzpulver
> 28 g Galgantpulver
> 22 g Süßholzpulver
> 15 g Bohnenkrautpulver

> Eine Reinigungskur dauert etwa 3–4 Wochen, bei Migräne bis zu 3 Monaten. Birnbrei maximal kiloweise zubereiten, da er nicht lange haltbar ist.

schen, Birnenpüree beifügen und nochmals aufkochen lassen. In kleine Gläser abfüllen und im Kühlschrank aufbewahren.

Anwendung: Morgens nüchtern einen Teelöffel, nach dem Mittagessen 2 Teelöffel, vor dem Schlafengehen 3 Teelöffel einnehmen. Die Einnahmemenge wird unterschiedlich gehandhabt, statt der 2 bzw. 3 Teelöffel werden auch 2 bzw. 3 Esslöffel eingenommen.

Wermutelixier

Das Wermutelixier bzw. der Maitrank ist ein Universalheilmittel. Es verbessert das Immunsystem, steigert die Leistung, wirkt sehr gut auf Herz und Lunge, verbessert die Sehkraft, stärkt den Magen, fördert die Bildung der Verdauungssäfte und stabilisiert den Kreislauf. Die Wermutkur wird von Mai bis Ende Oktober gemacht. Die häufige Frage, ob das Wermutelixier jeden 2. oder jeden 3. Tag einzunehmen ist, kann jeder für sich entscheiden. Wir persönlich haben uns für jeden 3. Tag entschieden. **Herstellung:** Einen Liter guten Rot- oder Weißwein, 40 ml frischen oder pasteurisierten Pflanzensaft und 3 Esslöffel Bienenhonig aufkochen, abschäumen und in saubere Flaschen abfüllen.
Anwendung: Jeden dritten Tag morgens ein Likörglas Wermutelixier nüchtern trinken.

Hirschzungenelixier

Dieses Elixier bewirkt eine grundlegende Körperreinigung und ist ein hervorragendes Heilmittel bei chronischem Asthma, bei Unterleibsleiden, Schilddrüsen- und Bauchspeicheldrüsenleiden und bei Hormonregulationsstörungen.

Herstellung: Einen Liter Rotwein und 6 g Hirschzungen-kraut 5 Minuten kochen. Dann mit 3 Esslöffeln Honig nochmals aufkochen und auskühlen lassen.
6 g Zimt und 3 g langen Pfeffer dazugeben und nach nochmaligem Aufkochen abfiltern.
Anwendung: 1. Woche: nach jedem Essen einen Schluck einnehmen, 2. bis 6. Woche: vor und nach dem Essen einen Schluck einnehmen.

Wasserlinsenelixier

Das Wasserlinsenelixier stärkt die Abwehrkraft und hilft hervorragend mit, Gifte auszuleiten. Zudem stärkt es die Psyche und das Gemüt. Da die Herstellung sehr schwierig ist, ist es am sinnvollsten, das Wasserlinsenelixier in einer Hildegard-Apotheke zu kaufen.
Anwendung: Drei Monate lang am Morgen nüchtern und am Abend vor dem Zubettgehen ein Likörglas Wasserlinsenelixier trinken.

> Für eine Wasserlinsen-kur ist die dunkle Jahreszeit, also der Winter, besonders geeignet, da das Wasserlinsenelixier eine „aufhellende" Wirkung hat.

Aronstabelixier

Es hilft bei Traurigkeit, Depressionen, Schock, klimak-terischen Störungen, Drüsenproblemen und bei Stress.
Herstellung: Einen Liter Rot- oder Weißwein und 2 Ess-löffel geschnittene Aronstabwurzel 5 Minuten stark ko-chen. Abfiltern und auskühlen lassen.
Eine Chromstahlpfanne erhitzen, ausgekühlten (!) Wein in die heiße Pfanne geben und sofort vom Feuer neh-men, 1–2 gehäufte Esslöffel Bienenhonig dazugeben.
Anwendung: Pro Tag 2–3 Schlucke trinken. Eine Kur von 3 Wochen machen. Während des Jahres bei Bedarf einen Schluck nehmen.

Poleiessighonig

Wenn Sie von Insekten geplagt werden, haben Sie nach einer Poleiessigkur sicher Ihre Ruhe.

Der Poleiessighonig reinigt den Magen, stärkt die Sehkraft und verbessert die Körperausdünstung.

Herstellung: 3 Esslöffel lauwarmen Bienenhonig mit 100 ml lauwarmem Weinessig so lange vermengen, bis der Essig ganz eingearbeitet ist. Dann einen Kaffeelöffel Poleiminzenpulver dazugeben.

Anwendung: Täglich einen Esslöffel vor dem Mittag- und Abendessen einnehmen. Da der Poleiessighonig sehr scharf ist, verdünnt man ihn am besten mit etwas Tee.

Fragen zum Fasten

Während der Fastenzeit tauchen immer wieder spezielle Fragen auf, die für den Einzelnen von großer Bedeutung sind. Jeder versucht auf seine Art, alles so gut wie möglich zu machen und Fehler zu vermeiden. Wenn Sie dieses Fastenbuch aufmerksam lesen und sich an die Richtlinien halten, können Sie keine wirklich groben Fehler machen. Es ist jedoch durchaus möglich, dass Ihnen der eine oder andere „Ausrutscher" passiert. Sehen Sie dies als einen Lernprozess, den Sie sozusagen am eigenen Leib verspüren.

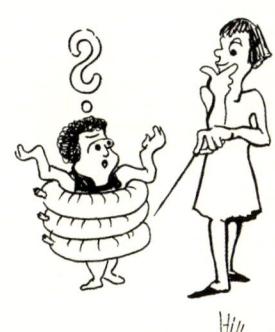

Welche Brotsorte eignet sich zum Brotfasten am besten?

Beim Hildegard-Brotfasten wird, wie übrigens auch beim Fasten nach F. X. Mayr, vorzugsweise Weißbrot verwendet, denn das Verdauen von Weißbrot fällt dem Körper am leichtesten. Es ist nicht notwendig, wegen der Ballaststoffe Vollkornbrot zu essen, da die Darmtätigkeit durch die Einnahme von Birnbrei und Flohsamen gut angeregt wird. Sollten Sie aufgrund eigener Geschmacksvorlieben „vollere" Brotsorten bevorzugen, dann greifen Sie auf Flockenbrot oder „gemischte" Brotsorten (jeweils ein Teil Dinkelvollmehl, Dinkelflocken und Dinkelweißmehl) zurück.

Im Dinkelfeinmehl sind alle Vitalstoffe enthalten.

Ich habe schon so viel ausprobiert, warum soll ausgerechnet das Hildegard-Fasten besser sein?

Das Hildegard-Fasten lässt viel Freiraum für eigene Entscheidungen. Es gibt keine Mengen- und Kalorienangaben, die Zutaten bieten Wahlmöglichkeiten und auch der Zeitablauf lässt individuelle Wünsche zu. Es geht um Bewusstseinsfindung, um eigene Wahrnehmung, eigenes Empfinden und Selbstverantwortung. Das Hildegard-Fasten fällt vielen leichter, weil gegessen werden kann, und zwar so viel, wie jeder für sich entscheidet. Im Vordergrund stehen dabei nicht die zu verlierenden Kilos, sondern das Erkennen und Verändern von belastenden und krank machenden Gewohnheiten. Auch die vielen Heilmittel, mit denen Fastenkrisen (s. Seite 51) begegnet werden kann, erleichtern das Durchhalten einer Hildegard-Fastenform.

**Während des Fastens sinkt
meine Laune – muss das sein?**

Es ist oft zu beobachten, dass beim Fasten gerade humorvolle und immer gut gelaunte Menschen ihre Laune verlieren. Dies ist nicht unbedingt negativ zu werten, denn die Fastenzeit ist ja eine „Auszeit". Das bedeutet eben auch, dass andere Launen die Chance bekommen, sich zu zeigen. Menschen, die immer gut gelaunt sind, sind das nicht selten den anderen zuliebe. Sie untersagen sich selbst einfach schlechte Launen. Während des Fastens sind alle Stimmungen erlaubt, sie erlauben ja wichtige Rückschlüsse auf die wahre Befindlichkeit. Sollte die Laune allerdings so stark sinken, dass es zu einer persönlichen Belastung wird, dann verwöhnen Sie sich ganz bewusst mit einem ausgiebigen Bad, mit Ihrer Lieblingsmusik oder mit einem Naturerlebnis. Wertvolle Heilmittel sind auch der Gelöschte Wein und der Herzwein, die beide die so genannte „Melanche", den Stoff, der die Melancholie fördert, vertreiben. Sie helfen schnell und zuverlässig.

Mir wird oft kalt – was kann ich dagegen tun?

Beim Fasten schaltet der Körper auf „Notversorgung" um und stellt die Körperfunktionen auf Sparflamme. Gerade deshalb ist es wichtig, den Kreislauf in Schwung zu bringen. Das gelingt gut, wenn Sie immer wieder für Bewegung sorgen, indem Sie zwischendurch ein paar Kniebeugen machen oder eine Stiege schwungvoll aufwärts gehen. Auch eine Wärmflasche leistet in der Fastenzeit wertvolle Dienste. Es ist sehr wichtig, die Füße warm zu halten und die Nieren und den Hals entsprechend zu schützen. Warme Getränke und Suppen, denen man noch zusätzlich wärmende Gewürze beifügt (z. B. Galgant und Zimt), heizen den Körper von innen her auf. Das Kauen von Galgantwurzeln bringt den Kreislauf innerhalb weniger Minuten wieder auf Touren. Zudem helfen auch Wechselduschen, Fußbäder und Bürstenmassagen.

> Die Nieren sichern und speichern laut Hildegard die menschliche Körperwärme und *„halten den Leib zusammen, wie bewaffnete Soldaten, die den Herrn verteidigen".* In der Chinesischen Medizin sind die Nieren der Sitz des „Chi" (Lebensenergie).

Beim Fasten verstopfe ich – gibt es hier Abhilfe?

Bei manchen Menschen ist Verstopfung eine typische Fastenreaktion. Sobald die Essensrationen nur noch knapp bemessen sind oder ganz ausbleiben, reagieren sie mit Festhalten, Zurückhalten und eben mit Verstopfung. Da Fasten immer auch mit Loslassen auf allen Ebenen zu tun hat, kann durchaus auch das Gegenteil, nämlich Verstopfung eintreten. Auch hier gilt wieder, genügend zu trinken, Flohsamen einzusetzen und die Birnbreimenge zu erhöhen. Eine morgendliche Bürstenmassage an den Oberschenkeln und die Massage rund um den Nabel fördern ebenfalls die Verdauung. Kauen Sie öfters einen halben Kaffeelöffel Bertramoder Süßholzwurzeln.

> Verstopfung passiert auch im Kopf. Könnte man nicht auch geistig manches einfach loslassen?

Ich habe oft Schwindelgefühle – ist das normal?

Vielleicht stellen Sie sich auch einmal die Fragen „Wovor schwindelt mir?" oder „Wo schwindle ich?".

Je nach Typ und abhängig von Ihrer Fastenerfahrung kann es zu kreislaufbedingten Schwindelgefühlen kommen. Das Kauen von Galgantwurzeln hilft am schnellsten. Es ist auch sinnvoll, sich kurz hinzulegen oder, wenn das nicht möglich ist, in die Hocke zu gehen. Wird der Schwindel durch Hunger oder durch das Gefühl der Leere im Bauch ausgelöst, ist das Kauen von einem Stück Brot ratsam. Denken Sie unbedingt daran, ausreichend zu trinken.

Wenn ich faste, geht mir so vieles auf die Nerven. Warum ist das so?

Hildegard hat 35 Laster und dazugehörende Tugenden beschrieben. Unsere Aufgabe ist es, im Laufe des Lebens unsere Tugenden zu stärken und zu pflegen.

Die Fastenzeit ist eine Zeit der „Beobachtung" auf allen Ebenen, eine Zeit des Beachtens mit allen Sinnen. Dadurch treten auch die eigene Empfindsamkeit und Empfindlichkeit stärker zum Vorschein. Die Routine des Alltags, die ja bis zu einem gewissen Grad notwendig und wichtig ist, fällt beim Fasten großteils weg. Man wird feinfühliger und nimmt dadurch sich selbst und seine Umgebung viel besser wahr. Plötzlich fallen Dinge auf, die sonst keine Beachtung finden, im Positiven wie im Negativen. Nützen Sie die Fastenzeit und gehen Sie diesen Gefühlen auf den Grund. Vielleicht ergeben sich gerade jetzt neue und praktische Lösungen. Oft fehlen einfach nur klärende Gespräche, eine klar formulierte Bitte, ein klarer Standpunkt. Die Fastenzeit verhilft zu dieser Klarheit und Ordnung. Wenn Ungeduld oder Unzufriedenheit mit sich selbst der Grund sind, genervt zu sein, dann ist jetzt die beste Zeit, die Tugenden Geduld und Zufriedenheit zu stärken, sich bei allem Zeit zu lassen und alles zu genießen. Ein hilfreiches Heilmittel in akuten Situationen von Ungeduld

und Zorn ist der Gelöschte Wein. Auch das Rosenriechpulver wirkt besänftigend und nach der Fastenzeit können zusätzlich die Hildegard-Nervenkekse (s. Einfach
leben) eingesetzt werden.

Was mache ich bei einer Hungerattacke?

Im Alltag kommt es häufig vor, dass wir unbewusst
zwischendurch essen, weil wir einer momentanen
Lust gleich nachgeben. Es ist sehr wahrscheinlich, dass
diese Lustsignale auch beim Fasten auftreten und ihr
Recht einfordern. Meistens handelt es sich dabei
allerdings nicht wirklich um Hunger, sondern um die
Suche nach einem Geschmack oder einem Gefühl.
Helfen Sie sich hier, indem Sie genügend Tee oder
Wasser in kleinen Schlucken trinken. Auch das Kauen
einer Galgantwurzel oder einiger Fenchelkörner
kann Hungerattacken zum Verschwinden bringen.
Sollte alles nichts helfen, kauen Sie ein Stück Brot
oder nehmen sie einen Kaffeelöffel Maronihonig.

Wie kann ich beim Fasten einkaufen, ohne dass mich der Heißhunger befällt?

Während der Fastenzeit sollte man wenig und so selten wie möglich einkaufen. Vielleicht kann ein Fami-
lienmitglied oder ein(e) Freund(in) mit dieser Aufgabe
betraut werden. In jedem Fall ist es hilfreich, eine Einkaufsliste zu verfassen und ganz gezielt nur diese Ar-
tikel zu kaufen. Trinken Sie außerdem vor dem Einkaufen besonders viel und kauen Sie bei Hungerattacken Galgant- oder Bertramwurzeln, dadurch vergeht
der leere Geschmack im Mund.

**Eine Einkaufsliste
ist hilfreich**

Ich bin berufstätig,
darf ich da überhaupt fasten?

Bereiten Sie sich eine Dinkelgrießsuppe zu und füllen Sie diese in eine Thermoskanne. So haben Sie auch an Ihrem Arbeitsplatz eine warme Mahlzeit parat.

Fasten und Arbeiten lassen sich gut kombinieren, wenn man einige Punkte beachtet: Die Fastenzeit sollte nicht gerade in die Hochbetriebszeit einer Firma fallen. Fasten Sie auch nicht, wenn Neuerungen und Schulungen am Arbeitsplatz anstehen, und stimmen Sie Ihre Freizeit aufs Fasten ab, indem Sie sich viel an der frischen Luft bewegen und beruhigenden Beschäftigungen nachgehen. Das Brotfasten ist für Berufstätige besonders gut geeignet.

Muss ich das Mehl selber mahlen?

Es ist nicht notwendig, Mehl selbst zu mahlen, da gelagertes Mehl leichter bekömmlich ist und besser verstoffwechselt werden kann. Zudem ist es nicht möglich, Feinmehl in Haushaltsmühlen herzustellen. Dazu bedarf es eines speziellen Verfahrens, das nur in großen Mühlen möglich ist. Brot aus 100 % Vollkornmehl ist während des Fastens für den Darm zu belastend. Brot mit einem geringen Vollkornanteil oder aus reinem Feinmehl ist weit bekömmlicher.

Ist es notwendig,
während des Fastens zu meditieren?

Die Lebensenergie wird bei Hildegard „Viriditas" genannt und ist in den östlichen Lehren als „Chi" oder „Qi" bekannt.

Meditation, Kontemplation und Gebet stärken unsere Lebensenergie. Deshalb ist die Entwicklung der eigenen Spiritualität von großer Bedeutung. In sich hineinzuspüren und sich selbst zu entdecken ist eine wunderbare Erfahrung und eine wertvolle Bereicherung. Die sensible Zeit des Fastens eignet sich ganz besonders dazu.

Ich träume so viel und schlafe unruhig, gehört das dazu?

Während des Fastens ist der Körper nicht nur mit dem Verdauen von Speisen beschäftigt, sondern kann endlich auch längst fällige seelische Belastungen verdauen. Was im Alltag nicht richtig wahrgenommen wird, findet jetzt Zeit und Raum und kann an die Oberfläche kommen. Dies geschieht vor allem in Zeiten der Ruhe und in der Nacht. Dann werden Spannungen einerseits durch unruhige Bewegungen im Schlaf und andererseits durch Träume abgebaut. Träume sind sehr wichtig und helfen mit, Ärger und Stress zu bewältigen, indem eigene Wünsche und Phantasien gelebt werden dürfen. Wir träumen jede Nacht, können uns aber meist nicht mehr daran erinnern. Während des Fastens bleiben Träume besser im Gedächtnis.

> Werden Menschen am Träumen gehindert, sind sie bereits nach kurzer Zeit nicht mehr belastbar und neigen sogar zu Wahnvorstellungen.

Wie fange ich wieder an, „normal" zu essen?

Der „Fastenausklang" ist ein ganz wichtiger und bewusster Akt. Die erste Mahlzeit nach einer Fastenzeit, (das gilt besonders für das Hildegard-Saft-Fasten), sollte einem Fest gleichkommen, denn diese Mahlzeit ist für den Körper ein entscheidender Augenblick. Der Fastenausklang erfolgt am besten mit einem Bratapfel oder einer Bratquitte. Es ist wichtig, beim Umstieg noch 2–3 Tage lang auf Alkohol, Kaffee, Fleisch und Hartkäse zu verzichten und mit Fett sparsam umzugehen. Nach dem Dinkelbrot-Fasten und der Dinkel-Reduktionskost können Sie gleich mit Gemüse-, Dinkelgerichten und Kompotten einsteigen.

Wie soll ich fasten,
wenn die Familie nicht mitspielt?

**Bewegen Sie die
Familie mitzumachen**

Informieren Sie Ihre Familienmitglieder über Ihre Fastenpläne und teilen Sie ihnen mit, wann Sie fasten wollen. Dadurch bewegen Sie sie am ehesten dazu, Ihre Fastenzeit zu unterstützen oder sogar selbst mitzumachen. Kommt dennoch kein Verständnis auf, dann gibt es mehrere Möglichkeiten sich zu verhalten:

- Kochen Sie weiterhin gut und liebevoll, aber bereiten Sie Gerichte zu, die Ihnen persönlich nicht so schmecken.
- Bitten Sie Ihren Partner und die großen Kinder, in der Kantine zu essen.
- Fragen Sie die Oma oder eine gute Freundin, ob sie die Kinder zum Mittagessen einladen könnte.
- Suchen Sie Fastenpartner, die Sie mental unterstützen.
- Erlauben Sie den Familienmitgliedern Dinge, die Sie sonst nicht so schnell erlauben, damit Sie selbst mehr freie Zeit gewinnen.
- Unternehmen Sie gemeinsam einen Ausflug, einen Spaziergang oder einen Saunabesuch, um einige positive Seiten der Fastenzeit für alle erlebbar zu machen.

Warum verwendet man zum Ausleiten Birnbrei?

Das Ausleiten ist ein wichtiger Prozess, da beim Fasten Schlacken und auch Giftstoffe abgebaut werden, die den Körper belasten. Bei herkömmlichen Ausleitungsmitteln wie Glaubersalz, Salzwasser usw. kommt es häufig zu Übelkeit, Schwindel und auch Ekelgefühl. Beim Birnbrei hingegen treten diese unangenehmen Begleiterscheinungen nicht auf. Er ist eine sehr sanfte Variante der Ausleitung und wird vom Körper auch gut vertragen.

**Wie viel Restalkohol enthalten die Elixiere,
z. B. Petersilienhonigwein und Gelöschter Wein?**

Da alle Hildegard-Elixiere, auch der Petersilienhonigwein, lange geköchelt werden, verdampft der Alkohol so gut wie ganz. Der minimale Restalkohol ist zu
vernachlässigen. Außerdem nimmt man die Elixiere
nur schluckweise ein. Beim Gelöschten Wein verduns-
tet ebenfalls ein Teil des Alkohols und zudem wird der
Wein noch mit Wasser gestreckt.

**Warum ist es notwendig, Dinkelbrot zu essen?
Kann es auch Weizen- oder Roggenbrot sein?**

Reiner Dinkel hat im Vergleich zu anderen Getreidearten optimal ausgewogene Vitalstoffe. Das heißt, er
enthält alle Vitamine, Mineralien und Spurenelemente, die der menschliche Organismus braucht. Alle diese Vitalstoffe sind auch im Dinkel-Feinmehl (Dinkel-
Weißmehl) enthalten. Beim Weizen hingegen sind die
Vitalstoffe zwar im Vollmehl enthalten, im Feinmehl
allerdings nur zu einem ungenügenden Teil. Der Roggen wiederum enthält im Vergleich zum Dinkel nicht
alle Vitalstoffe.

**Muss ich während des Fastens
auf mein gewohntes Joggen verzichten?**

Wer sich körperlich fit fühlt, kann alle seine gewohnten Aktivitäten weiterführen. Gerade beim Fasten
fühlen sich viele Menschen viel leichter und freier und
das Joggen oder Radfahren macht ihnen sogar noch
mehr Spaß. Andere wiederum empfinden jede Form
von körperlicher Betätigung als enorm anstrengend.

> Wie wirkt Bewegung
> auf meinen Körper?
> Wie geht es mir dabei
> innerlich, was „be-
> wegt" sich?

Verlassen Sie sich am besten auf Ihr Gefühl und wechseln Sie gegebenenfalls vom Joggen zu einem flotten Gehen oder zu einem bewussten Spazieren und Wandern und spüren Sie den Veränderungen nach.

Kann ich meine Kinder in das Fasten einbinden?

Fasten als spannendes Experiment

Kinder sind durchaus zugänglich für dieses Thema. Wenn sie ihrem Alter entsprechend informiert und vorbereitet werden, sehen sie das Fasten als spannendes Experiment, auf das sie im Nachhinein stolz sind. Es ist wichtig, dass Kinder in jedem Fall ausreichend essen.

Fasten bei Kleinkindern könnte so aussehen, dass sie an gewissen Tagen auf Süßigkeiten verzichten. Schulkinder können gut in das Reduktionsfasten, aber auch ins Brotfasten eingebunden werden, wobei ihnen als Fastenerleichterung zusätzlich Äpfel erlaubt werden. Das Hildegard-Saft-Fasten und der Birnbrei sind für Kinder nicht geeignet!

Ich bin untergewichtig, eignet sich dann das Fasten für mich?

Durch das Fasten „ins rechte Maß"

Starkes Untergewicht ist eine Form von Krankheit und in erster Linie sind daher deren Ursachen abzuklären. Speziell bei untergewichtigen Menschen ist eine Fastenbegleitung wichtig. Auch sie kommen durch das Fasten „ins rechte Maß", da der Stoffwechsel des Körpers auf die richtige Verwertung eingestellt wird und dadurch das Untergewicht reguliert. Eine Gewichtszunahme, die in diesem Fall ja erwünscht ist, führt zu mehr Energie, Spannkraft und Belastbarkeit.

Gibt es beim Hildegard-Fasten einen Einlauf?

Der Einlauf ist ein äußerer Eingriff in den Körper und sollte nur in hartnäckigen Fällen durchgeführt werden. Es ist besser, den Darm mit anderen stimulierenden Maßnahmen zur Ausführung seiner Aufgabe anzuregen. Durch die Einnahme von Flohsamen, die Anwendung von Birnbrei und von Massagen und durch viel Bewegung ist es im Normalfall möglich, genügend Anreize zu schaffen, die den Darm wieder auf Trab bringen.

Wie steige ich nach dem Fasten in den Alltag um?

Es ist wichtig, nach dem Fasten nicht zu schnell wieder in den Alltag einzusteigen, denn gerade nach der erholsamen Fastenphase braucht der Organismus Zeit, um sich wieder auf mehr Essen bzw. auf das Essen überhaupt einzustellen. Wer das Fastenende gleich mit Alkohol und fetten Speisen „feiert", kann mitunter äußerst unangenehme Überraschungen erleben, denn der Körper reagiert nach einer Zeit des Verzichts besonders sensibel auf alles Belastende. Dasselbe gilt auch auf der seelisch-geistigen Ebene. Wer sich nach einer Zeit der Ruhe und Entspannung gleich wieder in wilde Vergnügungen stürzt, sich Lärm, grelles Licht, belastende Filme oder auch große Menschenmengen zumutet, tut sich nichts Gutes. Ganz im Gegenteil, solche „Zerstreuungen" wirken dann noch schädigender. Versuchen Sie die beim Fasten gewonnenen neuen Erfahrungen und die hohe Sensibilität als kostbares Gut so lange wie möglich in den Alltag hineinzuretten. Vielleicht schaffen Sie es auch, das eine oder andere neue Ritual dauerhaft in Ihr Leben zu übernehmen.

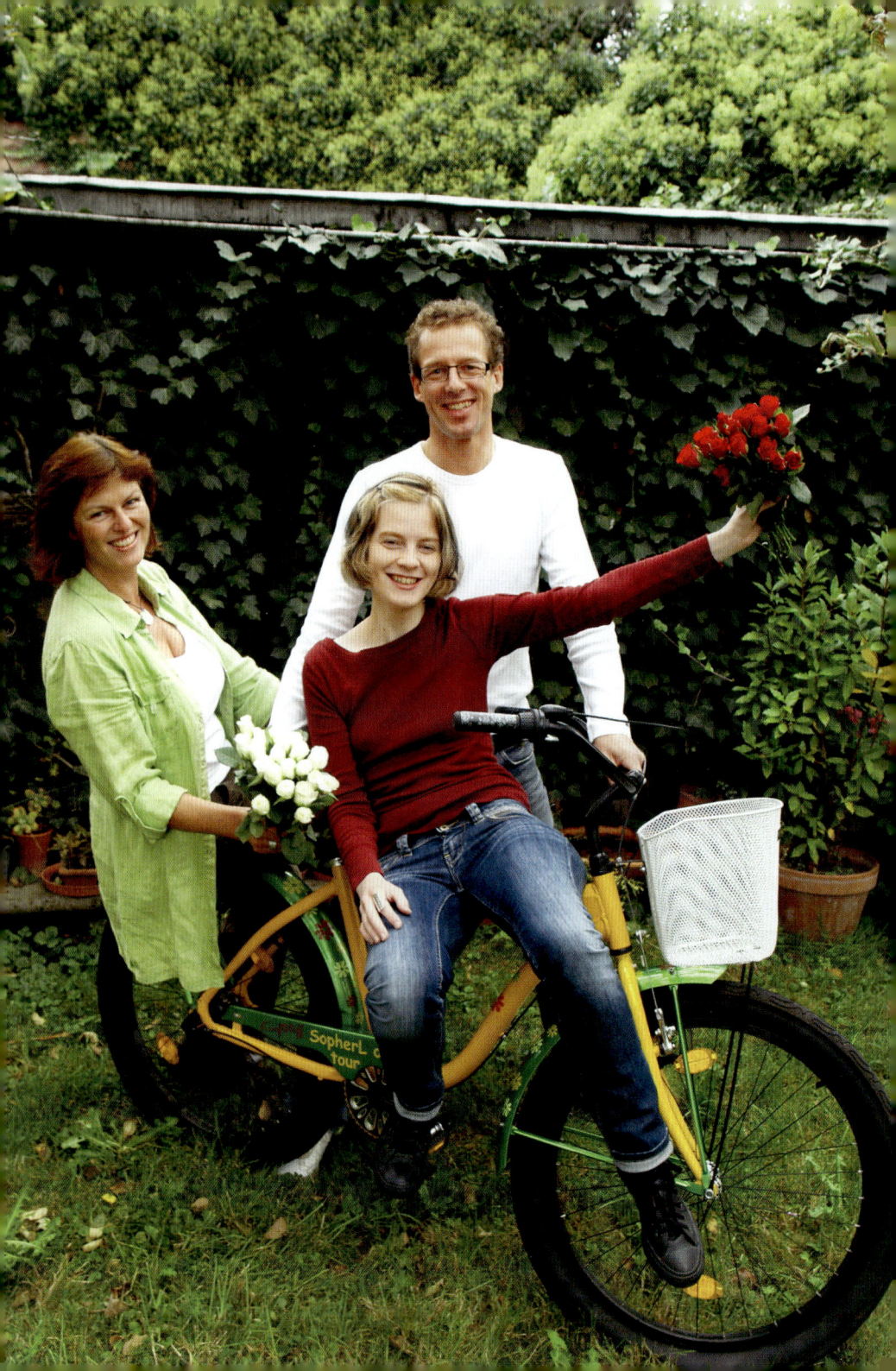

Umstellung auf ein Leben nach Hildegard

Der Mensch ist, was er isst. Alles, was wir zu uns nehmen, wirkt auf den Körper, das Wohlbefinden und den Charakter. Wer bereits ein temperamentvoller bis aufbrausender Typ ist, sollte mit scharfen Gewürzen und hitzenden Lebensmitteln vorsichtig umgehen. Für lust- und kraftlose Menschen sind „Energieschübe" hingegen sehr wichtig. Umgekehrt gilt natürlich auch, dass kühlende Lebensmittel für energiegeladene Typen einen guten Ausgleich bringen, dem saft- und kraftlosen Menschen allerdings entziehen sie die letzten Reserven. Wenn wir aus dem energetischen Gleichgewicht sind, verlangen wir aber eigenartigerweise oft gerade nach dem, was uns schadet. Das sollte im Hinblick auf die Überprüfung von eigenen Ernährungsgewohnheiten bedacht werden. Die Umstellung solcher Gewohnheiten ist natürlich eine große Herausforderung.

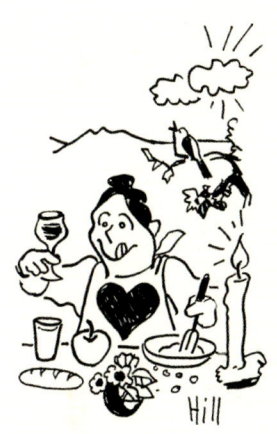

Wenn Sie den Fastenerfolg an sich selbst sehen und spüren, liegt die Umstellung auf eine Hildegard-Ernährung nahe. Gehen Sie in kleinen Schritten vor, denn an einer solchen Ernährungsumstellung sind meist noch andere Personen beteiligt. Lassen Sie es sanft, fast unmerklich geschehen. Gerade wenn Sie besonders gesundheitsbewusst sind und schon einige „Trends" ausprobiert haben, wird Ihre Familie vermutlich auf die Ankündigung, auf „Hildegard" umzustellen, skeptisch reagieren und auf gewohnte Rechte pochen. Versuchen Sie deshalb ganz nach dem Motto „weniger ist mehr" vorzugehen (siehe „Einfach leben", Seite 39).

Weniger ist mehr

Sorgen Sie z. B. für einen „Dinkeltag" pro Woche. Dafür eignet sich am besten der Montag, da man vielfach vom Wochenende her noch sehr satt ist und sich zusätzlich die Möglichkeit bietet, einige Wochenendsünden auszubügeln. Lassen Sie im Laufe der Zeit einen Dinkeltag nach dem anderen dazukommen.

Ein „sinnliches" Essen trägt zur Gesundheit bei

Wer isst heute noch mit allen Sinnen? Dabei trägt gerade ein bewusst „sinnliches" Essen wesentlich zur Gesundheit bei. Durch das Sehen, Riechen, Schmecken und Betasten der Speisen werden Reize an den Körper gesandt, die ihn auf Verdauung einstellen. Zudem eröffnet sich so die Chance, die Signale des Körpers besser verstehen zu lernen. Sinnliches Essen ist nur mit und in einer entsprechenden Zeit möglich. Gerade die Fastenzeit eignet sich hervorragend, dies auszuprobieren. Sehen Sie die Speisen mit Genuss an, riechen Sie mit Freude daran, erforschen Sie den jeweilig speziellen Geschmack und betasten Sie sie interessiert mit den Lippen und der Zunge. Erst durch das körperliche und sinnliche Aufnehmen der Speisen entfalten sie ihre besondere Heilkraft, ihre so genannte „Subtilität" (s. Seite 135).

Wenn uns das Wasser beim Anblick von Speisen im Mund zusammenläuft, dann passiert dasselbe auch im Magen. Der Körper wird nun auf Nahrungsaufnahme und Verdauung eingestellt. Seien Sie sich immer bewusst, dass Sie das sind, was Sie essen. So gut, gesund und bewusst Sie sich ernähren, so funktioniert auch Ihr Organismus. Unser Körper ist auf die Energiezufuhr angewiesen, die wir ihm zukommen lassen. Liefern wir ihm doch das Beste.

Dem Auto gönnt man das beste und teuerste Motoröl, die Qualität der eigenen Nahrungsmittel, die ja für unseren Antrieb sorgen, wird aber oft vernachlässigt!

An dieser Stelle sei nochmals auf die Bedeutung des Kauens hingewiesen. Kauen Sie jeden Bissen lange und gründlich. Dadurch findet bereits im Mund ein erstes „Vorverdauen" der Speisen statt und der weitere Gang durch den Verdauungstrakt ist ideal vorbereitet. Ihr Magen und Ihr Darm werden es Ihnen besonders danken.

> Kauen Sie jeden Bissen so lange, bis er zu Brei wird.

Es ist also enorm wichtig, „heikel" zu werden. Das bedeutet nicht, nur vom Feinsten und Teuersten zu essen, sondern es bedeutet, hochwertige Lebensmittel zu kaufen. Lebensmittel sollen Leben beinhalten und fördern, d. h. sie sollen biologisch und naturbelassen sein. Halbfertig- und Fertigmenüs, Convenience-food und Functional-food sind eine amerikanische Unsitte und haben auf unseren Tellern nichts verloren!

Das Hildegard-Frühstück

Nach Hildegard sollte man nicht sofort nach dem Aufstehen frühstücken. Ein körperlich gesunder erwachsener Mensch ist nach ausreichend Schlaf voller Energie und Tatendrang und sollte, der besseren Verdauung wegen, auf das Frühstück verzichten. Wenn Sie im Laufe des Vormittags Hunger verspüren, können und sollten Sie selbstverständlich etwas zu sich nehmen. Im Idealfall ist dies ein Habermus oder ein warmer Getreidebrei. Am besten spüren Sie an Feiertagen oder im Urlaub nach, wann Ihre Wohlfühl-Frühstückszeit ist. Versuchen Sie, diesen Zeitpunkt in Ihren Alltag zu integrieren. Kindern, alten und kranken Menschen empfiehlt Hildegard jedoch, am Morgen etwas zu essen, damit sie bei Kräften bleiben. Sollten Ihre Kinder nicht frühstücken wollen, lassen Sie Ihnen die Wahl. Sorgen Sie in jedem Fall unbedingt für eine gesunde Jause.

> Menschen, die früh mit ihrer Arbeit beginnen wie z. B. Bauern und Feldarbeiter, nehmen vor der Arbeit ein warmes Getränk zu sich und frühstücken erst „richtig" um ca. 9 Uhr. Auch in südlichen Ländern wird nichts bis ganz wenig gefrühstückt, aber am Vormittag eine Kleinigkeit gegessen.

Grundsätzlich sollte niemand zum Frühstück gedrängt werden. Die erste Mahlzeit des Tages sollte immer wohltemperiert sein und Dinkel beinhalten, da dies

Die erste Mahlzeit des Tages sollte Dinkel beinhalten

> Frühstücksmuffel werden sich freuen, wenn sie nicht mehr zum Frühstück gezwungen werden.

die Verdauung wesentlich beeinflusst. Habermus oder eine Scheibe Brot entsprechen durchaus diesen Kriterien und können als Hildegard-Frühstück oder Jause das viel propagierte üppige Frühstück ersetzen.

Dinkel-Habermus (s. Seite 69)

Das Dinkel-Habermus ist ein Frohmacher, es wärmt, stimmt den Magen ein, regt die Verdauung an und macht insgesamt leistungsfähiger.

Dinkelbrot mit Maronihonig

Auch das langsame Kauen von Dinkelbrot ergibt ein warmes Mus. Eine Scheibe Dinkelbrot mit einem Löffel Maronihonig (s. Seite 98) als Brotaufstrich bereitet eine kraftvolle Grundlage für einen neuen Tag.

Frühstücksgetränke

> Kaffee entzieht dem Körper Flüssigkeit und ist außerdem ein Vitamin-C-Räuber.

Das beste Frühstücksgetränk ist ein leichter Kräutertee. Wenn Sie auf Ihren Morgenkaffee noch nicht verzichten können, trinken Sie wenigstens vor dem Kaffee eine Tasse Tee.

Der Mittag

Grundsätzliche Richtlinien
für eine Hildegard-Mahlzeit

> Je einfacher die Mahlzeit, desto größer das Wohlbefinden.

Basis jeder Hildegard-Mahlzeit ist der Dinkel. Er sollte immer in irgendeiner Form serviert werden.
Möglichkeiten, dieses „beste Getreide" einzusetzen, gibt es unzählige (Nudeln, Reis, Spätzle, Burger, Suppen, Brot usw.).

Gewisse Lebensmittel sind nach Hildegard auf jeden Fall zu meiden. Oft bewirkt allein schon das Weglassen von Schweinefleisch, Lauch, Chicorée, Erdbeeren, Pflaumen und Pfirsichen eine erhebliche Verbesserung von Beschwerden wie Kopfweh, Stimmungsschwankungen, Schlafproblemen, Durchfall usw.

Thema **Fleisch**: Auch hier ist das richtige Maß das oberste Gebot. Hildegard warnt ganz klar vor übermäßigem Fleischgenuss. Wie alle anderen Nahrungsmittel beschreibt Hildegard auch das Fleisch nach seiner Heilwirkung. Lamm, Ziege, Geflügel und Wild sind zu bevorzugen, Rindfleisch ist nur für Gesunde bekömmlich.

Bei jeder Mahlzeit auf **regionale und saisonale Schwerpunkte** achten.
Die Hildegard-Küche bietet ein dermaßen großes Angebot, dass eine gesunde Abwechslung kein Problem darstellen kann. Das jahreszeitlich unterschiedliche Gemüse- und Obstangebot hilft mit, den Speiseplan abwechslungsreich und schmackhaft zu gestalten.

> Wer sich an das Saisonangebot hält, macht es automatisch richtig.

Eine Mahlzeit sollte nie mehr als zwei **Beilagen** beinhalten. Zuviel des Guten wirkt sich belastend aus. Der Körper muss in solchen Fällen wesentlich mehr Energie für die Verdauung der Speisen aufwenden und hat sie in anderen Bereichen nicht mehr ausreichend zur Verfügung.

> Mit gemischten Salat- und Gemüseplatten sowie mit Mehrkornbroten belasten Sie Ihren Verdauungsapparat.

Hildegard warnt auch vor **Rohkost**, denn eine gute Verdauung ist für sie erst dann gewährleistet, wenn die Speisen gekocht bzw. mit Weinessig mindestens 10 Minuten mariniert werden. Gemüse, das ganz kurz blanchiert wird, ist bereits keine Rohkost mehr, schmeckt aber dennoch knackig. Auch sonnengereif-

Blanchiertes Gemüse ist keine Rohkost

Sonnengereiftes Obst ist keine Rohkost

tes Obst und marinierte Blattsalate gelten nicht als Rohkost.

Jede Mahlzeit sollte mindestens ein **Frohmacher-Gewürz** (Fenchel, Zimt, Bertram, Ysop, Bohnenkraut, Kubebe ...) beinhalten. Sie sind in unserer schnellen und hektischen Zeit ganz besonders wichtig, denn sie tragen zur körperlich-seelischen Entspannung und somit zum Wohlbefinden bei.

Auch der **Gemütszustand** eines Menschen muss im Hinblick auf die Menge der Speisen in Betracht gezogen werden. Ist der Mensch verstimmt, traurig oder depressiv, sollte die Mahlzeit unbedingt bekömmlich und ausreichend sein, damit er durch das Essen wieder belebt wird. Bei übermäßiger Freude hingegen ist es wichtig, nur kleine Portionen zu essen.

Verliebte essen automatisch weniger.

Bei jeder Mahlzeit **das richtige Maß** nicht aus den Augen verlieren. Es wirkt sich auf das Wohlbefinden und die Gesundheit „maß"-geblich aus.

Vorsicht vor den so genannten Softdrinks. Sie sind reine „Kalzium-Räuber" und beinhalten zudem bis zu 60 Stück Zucker pro Liter.

Getränke: Während des Essens soll immer wieder maßvoll getrunken werden. Das bewirkt laut Hildegard nicht nur gutes Blut und eine gute Verdauung, sondern hält auch den Geist rege und macht den Körper widerstandsfähiger. Voraussetzung dafür ist natürlich die richtige Wahl des Getränks (s. Seite 87).

Rituale

Mittagsschlaf

Viele Menschen schwören auf ihren Mittagsschlaf. Er lädt die schon etwas geschwächten Batterien wieder auf, belebt die Sinne und sorgt für neuen Elan. Auch Hildegard empfiehlt den Mittagsschlaf, allerdings warnt sie davor, sich unmittelbar nach dem Essen hinzulegen.

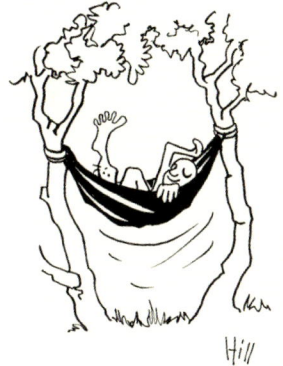

„Der Mensch soll nicht gleich nach dem Essen schlafen, bevor noch der Geschmack, der Saft und der Geruch der Speisen an ihren Ort gelangt sind, sondern er soll nach dem Essen eine kleine Weile auf den Schlaf verzichten ..."

Unmittelbar nach dem Essen also besser den Abwasch erledigen und anschließend ein kurzes Schläfchen von maximal 20 Minuten machen. Das stärkt die Nerven und trägt zur Gesundheit bei.

Grünkraft tanken

„Kein Baum grünt ohne Viriditas, kein Stein entbehrt die grünende Feuchtigkeit, kein Geschöpf ist ohne diese Eigenschaft, die lebendige Ewigkeit selber ist nicht ohne diese Kraft zum Grünen."

Die Grünkraft ist einer der wichtigsten Energielieferanten. Wir alle brauchen die „Viriditas" (siehe „Einfach leben", Seite 25) – die grüne Lebenskraft. Je mehr wir sie durch tägliche Bewegung an der frischen Luft, durch bewussten Umgang mit der Natur aufnehmen, umso wohler fühlen wir uns. Auch die Farbe Grün stärkt unsere Viriditas, deshalb wirken Pflanzen positiv auf unser Wohlbefinden.

> Beginnen Sie den Tag ruhig und sehr bewusst. Achten Sie auf Ihren ersten Gedanken, denn er begleitet sie nachhaltig durch den Tag. Anregungen dazu finden Sie im Kapitel „Begleitmaßnahmen" auf Seite 46.

Der Abend

Die Bedeutung des Schlafes wird von den meisten Menschen unterschätzt. Dabei wirkt sich ausreichender Schlaf ganz entscheidend auf unsere Lebensenergie aus. Nur wer mit Maßen wach bleibt, wird gesund bleiben, warnt Hildegard: *„Wenn der Mensch schläft, dann erholt sich sein Mark und wächst, ... und erweitert die Weisheit und das Wissen im Menschen, während der Mensch unbewusst lebt. So besitzt also die Seele eine größere innere Wärme, wenn der Mensch schläft, als wenn er wach ist."* Lassen Sie den Abend immer ruhig ausklingen. Das wirkt sich sehr schnell wohltuend aus. Sie bekommen dadurch mehr Energie und spüren neue Lebenslust.

Schlaf erweitert die Weisheit und das Wissen

Einem erholsamen Schlaf kommt allergrößte Bedeutung zu. Hildegard weist auch klar darauf hin, was dafür getan werden kann: *„Dann soll er auch so rechtzeitig vor der Nacht essen, dass er noch seinen Spaziergang machen kann, bevor er sich schlafen legt."* Auch die Informationsfülle, die wir oft einen ganzen Abend lang übers Fernsehen auf uns „einrieseln" lassen, sollte gut dosiert werden, um zusätzliche Belastungen zu vermeiden. Darüber hinaus haben natürlich auch unsere Gedanken unmittelbar vor dem Einschlafen Einfluss auf die Schlafqualität. Wir sollten sehr behutsam mit ihnen umgehen, denn sie wirken auch während der Nacht weiter. Es liegt an uns selbst, für einen erholsamen Schlaf zu sorgen.

Gedanken wirken auch während der Nacht weiter

Alle diese Anregungen gelten für einen „idealen" Tag. Es ist daher weder notwendig noch sinnvoll, den bisher gewohnten Tagesablauf von heute auf morgen gänzlich umzugestalten. Lassen Sie einfach nach und nach einige Anregungen in Ihren Alltag einfließen und Sie werden bald Ihr eigenes Maß und Ziel finden.

Die sechs goldenen Lebensregeln

Die sechs goldenen Lebensregeln dienen als Anleitung, um ein gesundes und freudvolles Leben zu führen. Sie tragen dazu bei, immer wieder die eigene Mitte zu finden und harmonisch mit sich selbst und den anderen zu leben. Mit diesen Lebensregeln wollen wir unser Fastenbuch beschließen, da sie noch einmal unterstreichen, dass Fasten kein isoliertes Einmal-Ereignis sein kann. Die hl. Hildegard von Bingen hat diese Regeln nicht in dieser Form niedergeschrieben, sondern sie wurden anhand ihrer ausführlichen Schriften erarbeitet.

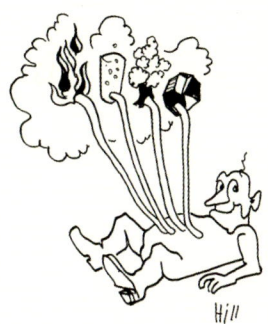

1. Lebensenergie schöpfen aus den 4 Weltelementen Feuer, Luft, Wasser und Erde durch positive Naturerlebnisse und natürliche Heilmittel.
2. Beim Essen und Trinken auf die Subtilität der Lebensmittel achten – also auf die nützlichen Kräfte, die die Natur bereit hält.
3. Bewegung und Ruhe in ein Gleichgewicht bringen. Für das richtige Maß an Spannung und Entspannung sorgen.
4. Schlafen und Wachen regulieren – zur Regeneration strapazierter Nerven.
5. Ausleitung von Verunreinigungen und Schadstoffen im Bindegewebe durch Kuren, Fasten, Schröpfen und Aderlass.
6. Seelische Abwehrkräfte stabilisieren, indem wir eigene Schattenseiten (Laster) erkennen und durch Tugenden ausgleichen. Talente als Geschenk betrachten und pflegen.

Lebensenergie schöpfen aus den 4 Elementen

Hildegard sagt über die Elemente:
„Die Elemente nehmen jede menschliche Eigenschaft in sich auf ... denn der Mensch ist mit ihnen und sie mit dem Menschen ... Denn das Unruhige, Kriegerische im Handeln der Menschen versetzt die Elemente oft in heftige Bewegung, wie wenn ein Mensch ein Netz in seiner Hand hält und es bewegt, so bringt auch der Mensch die Elemente in Bewegung, so dass sie entsprechend seinen Werken ihren Einfluss ausüben."

> Die Bedeutung aller vier Elemente ist groß und wir sind aufgerufen, zu unser aller Wohl bewusst damit umzugehen und auf eine gesunde Umwelt zu achten.

Wenn wir den Einfluss, den jeder Einzelne von uns auf das Ganze hat, von diesem Standpunkt aus betrachten, wird die Verantwortung klar, die jeder von uns trägt. Es ist nicht egal, wie wir unser Leben gestalten und wie wir mit unseren Mitmenschen und mit der Natur umgehen. Da die Elemente Feuer, Luft, Wasser und Erde mit uns korrespondieren, sollten wir diese in uns selber regelmäßig durch positive Naturerlebnisse stärken.

„Als Gott die Welt erschuf, festigte er sie durch die vier Elemente ... Das Feuer ... besitzt fünf Kräfte, nämlich Hitze, Kälte, Feuchtigkeit, Luft und Bewegung, wie auch der Mensch über fünf Sinne verfügt ..."

Das innere Feuer schüren
Schüren Sie Ihr inneres **Feuer** durch die Wärme eines Kaminfeuers, die Romantik eines Lagerfeuers, den Schein einer Kerze oder durch ein gezieltes Sonnenbad.

„Die Luft ist der Hauch, der im Tau den keimenden Pflanzen die Feuchtigkeit eingibt, so dass alles grünen kann, bringt durch das Wehen die Blumen hervor und bringt alles durch die Wärme zur Reife ..."

Sich durch das Element Luft beflügeln lassen
Lassen Sie sich durch das Element **Luft** beflügeln, indem Sie bewusst ein- und ausatmen, dem Treiben der Blätter im Wind zusehen oder ziehende Wolken verfolgen.

„Das Wasser besitzt fünfzehn Kräfte ... denn aus lebendiger Quelle entspringen die Wasser, die allen Schmutz abwaschen ..."
Genießen Sie **Wasser** als reinigendes Element, indem Sie die tägliche Dusche als Ritual zelebrieren, einen Bach in seinem Lauf beobachten und ihm Ihre Sorgen mitgeben oder indem Sie im Morgentau barfuß durch die feuchte Wiese laufen.

Wasser als reinigendes Element

„Die Erde ... hat die Kraft, wachsen und welken zu lassen ... erhält die Lebewesen am Leben und trägt alles ... Gott hat die Erde so angelegt, dass sie zur passenden Zeit keimen lässt und zur passenden Zeit mit dem Keimen aufhört, so wie auch der Mond zunimmt und abnimmt."
Das Element **Erde** stärken Sie durch Spaziergänge und Wanderungen, durch „erdige" Tätigkeiten wie Gartenarbeit, die Pflege von Zimmerpflanzen, aber auch durch den Umgang mit Lebensmitteln (z. B. Gemüse putzen).

Das Element Erde stärken

Subtilität der Lebensmittel

Die Subtilität ist ein wichtiger Begriff, der nur in der Ernährungslehre nach Hildegard vorkommt. Sie ist die Heilwirkung, die jedem Teil der Schöpfung innewohnt. Die Wechselwirkung zwischen Heilmittel und Lebensmittel wird in der Hildegard-Küche offensichtlich. Hildegard unterteilt Lebensmittel (Kräuter, Pflanzen, Tiere) in die Kriterien warm, kühl, trocken, feucht und neutral und zeigt damit eine interessante Parallele zur chinesischen Ernährungslehre. So wirkt Hafer hitzend und sollte vom „Hitzetyp" gemieden werden. Kürbis hingegen ist in seiner Subtilität neutral und deshalb auch für jeden Menschentyp geeignet.
Über die Lebensmittel beziehen wir unsere Energie

Subtilität ist die Heilwirkung, die jedem Teil der Schöpfung innewohnt

Subtilität ist
die „spezifische,
seelische Komponente"

und je besser deren Qualität, desto energiegeladener und fröhlicher sind wir. Subtilität ist nicht messbar, sehr wohl aber spürbar. Sie ist sozusagen die „spezifische, seelische Komponente", die jedem Wesen und jeder Pflanze innewohnt und auf den Menschen wirkt. Deshalb sind industriell gefertigte Produkte (Fertigmenüs) in ihrer Subtilität nicht zu vergleichen mit selbst gemachten Speisen aus Bio-Produktion. Die Subtilität eines Lebensmittels hängt auch vom Boden, von den klimatischen Verhältnissen und von der Betreuung ab. Ein liebevoll gepflegter Garten bringt andere Erträge als ein verwahrloster. Eine Mahlzeit, die mit Freude zubereitet wird, schmeckt anders als seelenloses „Schnellfutter".

So sollten z. B. hyperaktive Kinder nicht in ihrer Aktivität unterstützt werden (in der Hoffnung, dass sie leer laufen). Vielmehr sollten sie mit kurzen Ruhepausen, die im Laufe der Zeit länger werden, an Entspannung gewöhnt werden.

Bewegung und Ruhe ins Gleichgewicht bringen

Das Leben ist immer bipolar: Wo es Schatten gibt, ist auch Licht, zur Männlichkeit gehört die Weiblichkeit, nach Spannung folgt Entspannung. Es ist wichtig, für Ausgleich zu sorgen, indem wir nach einem anstrengenden Tag die notwendige Ruhe zulassen. Der Sonntag sollte Ruhetag sein und nicht zum stressigen Freizeittag ausarten.

Schlafen und Wachen regulieren

Schlaf ist keine vergeudete Zeit, in der wir nichts tun, sondern dringend notwendige Ruhezeit, um die Tageserlebnisse zu verarbeiten und unseren Nerven die verdiente Pause zu gönnen.

Jeder Mensch hat ein unterschiedliches Schlafbedürfnis und jeder sollte nachspüren, was für ihn das richtige Maß ist. Wenn wir „in der Ordnung" sind und bereit, auf unsere Organuhr bzw. auf unsere innere Uhr zu hören, dann spüren wir, wann der richtige Zeitpunkt ist, um schlafen zu gehen. Auch der Mittagsschlaf „kostet keine Zeit", sondern bringt neue Energie und damit einen wachen Nachmittag.

Ausleitung von Verunreinigungen und Schadstoffen

Wir nehmen täglich mehr oder weniger Schadstoffe über Umwelt und Nahrung zu uns. Wir produzieren aber auch selbst durch unser Verhalten wie Zorn, Ungeduld, Stress, Trauer usw. „Fehlsäfte". Diese Stoffe lagern sich als Schlacken im Bindegewebe, im Blut und im Fett ab und wir sollten sie von Zeit zu Zeit durch Fasten, spezielle Kuren (s. im Buch „Einfach leben", Seite 93 ff.), Aderlass oder Schröpfen ausleiten.

Wenn sich der Schlaf-Wach-Rhythmus eingependelt hat, ist das Aufstehen nicht mehr täglicher Kampf, sondern ein Vergnügen. Gönnen Sie sich hin und wieder eine extra lange Nacht. Gehen Sie zu dem Zeitpunkt schlafen, an dem Sie müde sind, auch wenn dies schon am frühen Abend ist.

Seelische Abwehrkräfte stabilisieren

Hildegard beschreibt sehr eindrücklich 35 „Untugenden", mit denen ein Mensch im Laufe seines Lebens konfrontiert werden kann (Maßlosigkeit, Bequemlichkeit, Neid, Streitsucht, Vergnügungssucht oder Zorn). Sie weist auch ganz klar darauf hin, wie mit diesen Problemen umgegangen werden soll. Es geht darum, die Tugenden bzw. die persönlichen Stärken zu pflegen, damit die Schwächen in den Hintergrund treten können und mit der Zeit idealerweise völlig verschwinden. Neigt ein Mensch zum Zorn, sollte er anderen nicht von seinen Zornausbrüchen und von seiner Wut erzählen, sondern sich bewusst in geduldigem Schweigen üben. Auf diese Weise wird dem Zorn die Nahrung entzogen und die Geduld kann ihre positive Kraft entfalten.

Stärken pflegen, damit Schwächen in den Hintergrund treten

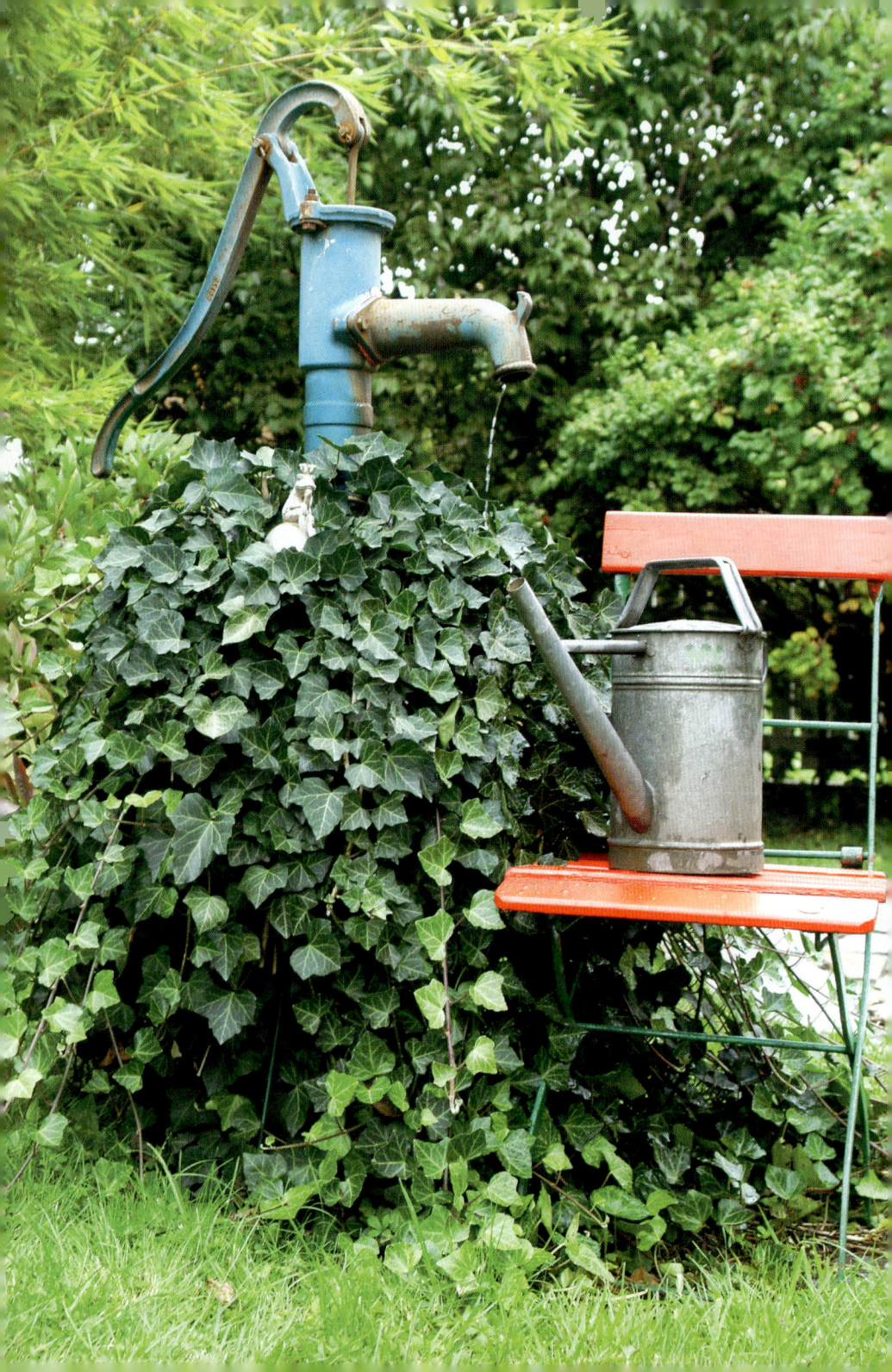

Fasten-Erfahrungen

Zum Abschluss möchten wir Ihnen Mut machen, Fastentage nach Hildegard von Bingen einzulegen. Die Erfahrungen, die bei einem solchen Fasten gemacht werden, sind natürlich sehr unterschiedlich. Sie reichen von der spür- und messbaren Besserung des Gesundheitszustandes über die klare Wahrnehmung der eigenen Gewohnheiten bis hin zu tiefen, emotionalen Erfahrungen. Wir haben eine Reihe von Rückmeldungen aufgelistet, um Ihnen einen Einblick in die Vielfalt der Erfahrungsmöglichkeiten zu verschaffen:

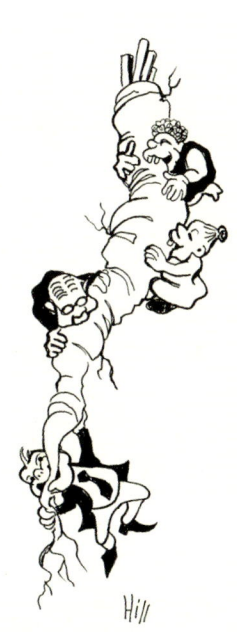

„Ich hatte lange Jahre über Rheuma. Seit acht Jahren faste ich regelmäßig und bin seither beschwerdefrei. Der Hildegard-Satz ‚das rechte Maß zu finden' hat mich während dieser Woche sehr beschäftigt und ich werde versuchen, ihn auch im Alltag immer wieder umzusetzen."

„Ich fühle mich trotz meiner Arbeit erholt und schlafe herrlich. Es überrascht mich auch, dass ich überhaupt keine Lust mehr aufs Rauchen verspüre, stattdessen kaue ich nun Kubebenkörner."

„Es lohnt sich, ½ Stunde früher aufzustehen. Die täglichen Rituale waren eine wichtige Hilfestellung, um bewusster zu werden und spüren zu lernen. Ich fühle mich jetzt zufriedener und bin ganz bei mir selbst."

„Seit Jahren leide ich an chronischem Halsweh. Schon nach fünf Tagen Birnbrei waren die Schmerzen verschwunden. Ich habe mich auch zum ersten Mal in meinem Leben selbst verwöhnt: mit den Spaziergängen, dem täglichen Mittagsschläfchen und den vielen kleinen Aufmerksamkeiten während des Tages. Das hat sicher viel zur Verbesserung meiner Gesundheit beigetragen."

„Diese Fastenwoche war wie Urlaub für mich. Eigentlich war es noch besser, denn es war ein Urlaub nach innen. Am Ende der Woche waren auch meine Probleme mit dem Daumen verschwunden. Nun kann ich ihn wieder völlig schmerzfrei abbiegen."

„Ich bin überrascht, welche Fülle diese Art von Fasten bietet, zudem bin ich gelassener geworden. Meine Kinder spüren das und sind auch ruhiger geworden."

„Ich habe das Gefühl, von 50 auf 100 durchgestartet zu sein. Ich fühle mich richtig glücklich und möchte das Fasten zu einer regelmäßigen Einrichtung machen."

„Das Fasten in der Gruppe und unter fachlicher Begleitung hat vieles erleichtert und zur Motivation beigetragen. Ich fühle mich nun geistig fit und erbringe mehr Leistung, obwohl ich weniger esse. Das ist für mich erstaunlich."

„Ich habe nun eine Woche Disziplin geübt und merke, wie gut es mir tut. Ich fühle mich innerlich aufgeräumt und äußerlich straffer. Ich habe auch gar nicht gewusst, dass ich so stark bin und ich weiß nun, dass ich die Kraft zu allem habe – wenn ich es will."

„Mein Darm macht mir seit Jahren ständig Probleme. Jetzt geht es ihm spürbar gut und ich habe ein ganz anderes Körpergefühl. Ich werde auch in Zukunft wieder fasten, allerdings werde ich dann Urlaub nehmen, um in den ganzheitlichen Genuss zu kommen und die ganze Tiefe auskosten zu können."

„Ich habe schon oft gefastet, aber dieses selbstverant-
wortliche Fasten nach Hildegard und diese Demut, die
man dabei spürt, waren für mich eine ganz tiefe Erfahrung."

„Ich leide seit Jahren an Blähungen, nun bin ich das erste Mal, seit ich mich erinnern kann, beschwerdefrei. In
mir hat sich eine innere Ruhe und Gelassenheit ausge-
breitet. Das führt zu positiven Gedanken und das über-
trägt sich auch auf andere."

„Ich habe das erste Mal in meinem Leben gefastet.
Meine Schwiegermutter hat mir davon abgeraten,
weil sie glaubte, dass ich dadurch noch nervöser werde. Nach einer Woche fühle ich mich total wohl und
gelassen. Jetzt will meine Schwiegermutter ebenfalls
nach Hildegard fasten."

„Ich war am Abend immer sehr müde und hatte keine
Energie mehr, um etwas zu unternehmen. Seit ich faste,
habe ich das Gefühl, dass ich enorm Zeit und Energie
gewonnen habe. Ich muss mir jetzt regelrecht überlegen, was ich mit der gewonnenen Zeit anfangen soll."

„Seit ich faste, nehme ich den Geschmack und die Sü-
ße von Brot erst richtig wahr. Es schmeckt einfach köstlich und ich werde in Zukunft mehr auf die Qualität
und Natürlichkeit von Lebensmitteln achten."

„Heute ist mein dritter Fastentag und ich fühle mich
seit Jahren wieder leicht und fröhlich."

„Mein Kopfweh und mein saurer Magen sind verschwunden. Ich werde in Zukunft den Griff zu Schoko-
lade in einen Griff zu einem Stück Brot umwandeln.
Am meisten überrascht hat mich, dass ich einige Kilos

abgenommen habe, obwohl ich nie ein Hungergefühl hatte. Das Kauen von Galgant, Bertram oder Süßholz ist eine willkommene Fastenhilfe."

„Ich habe heute Kopfschmerzen, Magenweh und meine Glieder schmerzen ebenfalls. Trotzdem fühle ich mich sehr wohl. Ich spüre, dass die Schmerzen Zeichen der Reinigung sind und bald vorübergehen."

„Ich hatte während der gesamten Fastenzeit nie das Gefühl, auf etwas zu verzichten. Meine Schmerzen, die von einem Jahre zurückliegenden Bänderriss herrühren, sind verschwunden."

„Mein Mann hat überraschend mitgefastet, als er gemerkt hat, wie wohl es mir tut und wie leicht es geht. Ich werde die Fastenerfahrung mit einem Dinkeltag pro Woche weiterpflegen."

„Obwohl ich ,nur' das Dinkelreduktionsfasten gemacht habe, sind meine Schmerzen verschwunden und ich habe auch endlich wieder ein Sättigungsgefühl."

„Durch das bewusste Essen habe ich mit dem lästigen Naschen zwischendurch aufgehört und möchte dies in meinem Alltag weiterpflegen."

„Mich haben die Hildegard-Gewürze sehr beeindruckt. Durch sie bringt man einen pikanten und wärmenden Geschmack in die Küche und die Fastensuppe wird zu einem Hochgenuss. Ab sofort gibt es keine Suppenwürfel mehr."

„Ich fühle mich innerlich gereinigt und sehr wohl und habe die Fastengruppe sehr genossen. Ich glaube, dass ich es ohne Gruppe nicht oder nicht so lange geschafft hätte."

„Nach zehn Tagen Brotfasten habe ich mich entschlossen, nur noch jeden zweiten Tag in der Kantine zu essen. Hildegard soll wieder Einzug in meine Küche halten, nachdem ich einige Monate nachlässig geworden bin."

„Nach 15 Jahren Fastenerfahrung habe ich das erste Mal das Hildegard-Saft-Fasten ausprobiert und bin begeistert! Der Gewichtsverlust ist enorm und das Wohlbefinden ebenfalls."

„Das Hildegard-Brotfasten war wunderbar einfach. Es lässt sich tatsächlich problemlos im Alltag integrieren."

„In meine Fastenzeit fiel eine Betriebsfeier, an der ich gerne teilnehmen wollte, weil ich meine Kollegen sehr schätze. Ich bat den Wirt, meine mitgebrachte Dinkelgrießsuppe zu servieren. Dadurch konnte ich ‚offiziell' mitessen, während die anderen ihr Menü genossen. So war es sowohl für mich als auch für meine Kollegen eine gemeinsame, gemütliche Mahlzeit und ich war durch mein Fasten nicht exponiert."

„Mir geht es rundherum gut und auch mein Mann ist begeistert, weil ich trotz des Fastens meinen Humor behalten, aber einige Kilos verloren habe. Ich werde in Zukunft einen Dinkeltag pro Woche einschieben."

„Ich habe schon öfters gefastet, diesmal aber in einer Hildegard-Fastengruppe. Das Angenehme dabei war, dass ich während der ganzen Zeit niemals Hunger verspürte und mich von der gesamten Gruppe auf wunderbare Weise getragen fühlte."

Stichwortverzeichnis

Literaturempfehlungen

Gottfried Hertzka / Wighard Strehlow
Große Hildegard-Apotheke
Christiana-Verlag

Wighard Strehlow
Die Ernährungstherapie der Hl. Hildegard
Verlag Droemer Knaur

Gottfried Hertzka
So heilt Gott
Christiana-Verlag

Hildegard von Bingen
Heilkraft der Natur, „Physica"
Christiana-Verlag

Hildegard von Bingen
Heilkunde „Causae et curae"
Verlag Otto Müller

Ursula Klammer
Hildegard von Bingen. Wenn es um
Gesundheit geht. Topos Taschenbuch

Otto Betz (Hrsg.)
Hildegard von Bingen, Worte lebendigen
Lichts. Herder Verlag

Peter Pukownik (Hrsg.)
Hl. Hildegard, Heilfasten. Gesundheit für
Körper und Seele
Pattloch Verlag

Rüdiger Dahlke, Doris Ehrenberger
Wege der Reinigung
Irisiana

Rüdiger Dahlke
Das große Buch vom Fasten
Goldmann Verlag

Das Hotel Schwanen, ein kleiner Familienbetrieb, liegt inmitten der bezaubernden Alpenlandschaft des Bregenzerwaldes. Hier bietet man abseits von üblichen Wellnesstrends gesundheitsfördernde Erholung nach dem Konzept der *Hildegard von Bingen* an.

Auch außerhalb spezieller Hildegard-Urlaubsangebote (Fasten, Entschlacken und Entsäuern, Immunstärkung, Sinnlich kochen) haben Sie jederzeit die Möglichkeit, die Grundelemente der Hildegard Lehre zu entdecken. So können Sie die von Gault Millau ausgezeichnete Hildegard Küche ganzjährig erfahren und genießen. Und in der kraftvollen Natur des Bregenzerwaldes Ihre Viriditas stärken. Im Einklang mit dem Klang der Elemente. Weitere Informationen zu den Hildegard Aktivitäten im Hotel Schwanen erhalten Sie unter:

Hotel Schwanen Bizau
Kirchdorf 77, A 6874 Bizau
T + 43 (0) 5514 / 2133, F 2133 - 29
schwanen.moosbrugger@vol.at
www.schwanen.at

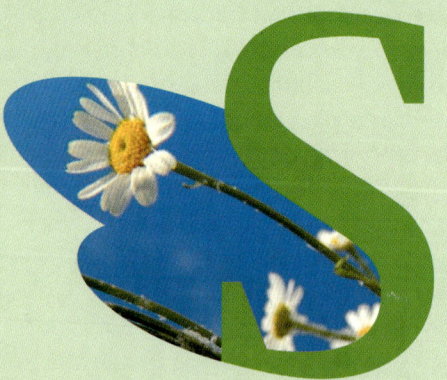

Hotel
Schwanen
Bizau

einfach gesund durch einfach genießen mit Hildegard von Bingen

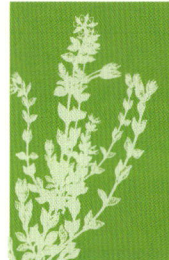
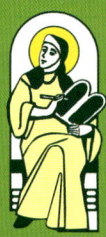

Hildegard
von Bingen

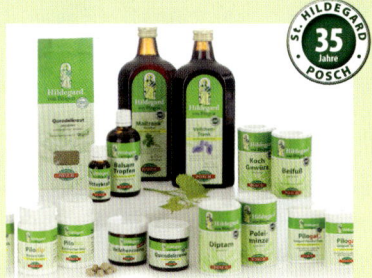

nalrezepten der hl. Hildegard von Bingen her. Umfangreiches Fachwissen in Herstellung und Kräuterkunde unterstreichen die Qualität unserer Produkte.

Wir bürgen mit unserem Namen für die Echtheit unserer Hildegard-Naturprodukte.

S eit über 35 Jahren stellen wir Naturprodukte nach den Origi-

Ihr

Mag. pharm. Patrick Posch

Original Hildegard-Produkte direkt vom Hersteller

Webshop & Katalog

- **Gesamtsortiment an Original-Hildegardprodukten**
  Bio-Kräuterweine, Bio-Gewürze, Kräutermischungen, Kräuter-Tabs, Cremen & Hautöle, Bio-Dinkelprodukte, Edelsteine, Bücher uvam.

- **eigener Bio-Kräutergarten**

- **www. HildegardvonBingen.at**
  Umfangreiches Hildegard-Sortiment hergestellt von der Fa. Posch

- **versandkostenfrei ab 59,-**
  in Österreich und Deutschland

- **gratis Katalog**

Hildegard-Naturprodukte
St. Hildegard-Posch GmbH
Am Weinberg 23
A-4880 St. Georgen

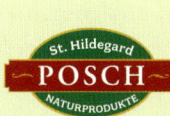

Tel.: 0043 (0) 7667 / 8131
Fax: 0043 (0) 7667 / 813150
www.hildegardvonbingen.at
info@hildegardvonbingen.at

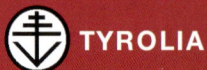
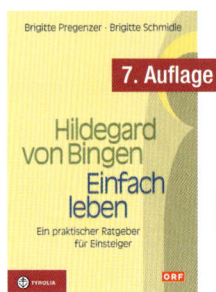

160 Seiten; zahlreiche SW-Abb.
15 x 21 cm; Broschur
ISBN 978-3-7022-2462-2

Dieses Buch vermittelt die
Grundzüge der Hildegard-
Lehre.

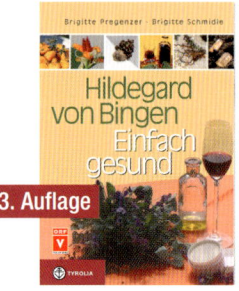

240 Seiten; 56 farb. Abb.
von Brigitta Wiesner
ISBN 978-3-7022-2747-0

Von A wie Allergien bis Z
wie Zahnschmerzen bietet
das Buch schnelle Hilfe aus
der Hildegard-Apotheke. Alle vorgestellten Heilmittel
sind einfach anzuwenden.

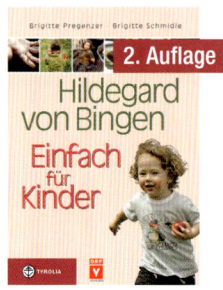

256 Seiten, 15 farb. Abb. und
60 farb. Grafiken, Broschur
ISBN 978-3-7022-2989-4

Die Hildegard-Küche und die
Hildegard-Heilmittel für den
Kinder-Alltag und bei Krankheiten. Das Buch macht Mut
zu Harmonie und Reduktion.

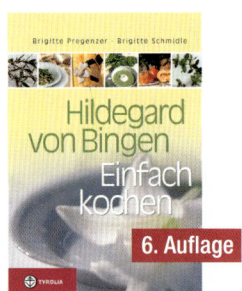

176 Seiten, 43 farb. Abb.
stabile Ringbindung
ISBN 978-3-7022-2465-3

Die moderne Hildegard-Küche
mit regionalen Zutaten; 200
Rezepte von Brot und Geträn-
ken über Suppen und Saucen
bis zu Haupt- und Nachspeisen.

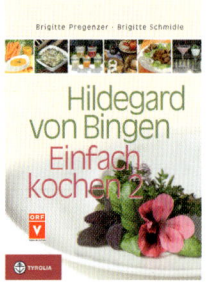

248 Seiten, 64 farb. Abb. und
38 farb. Zeichnungen, gebunden
ISBN 978-3-7022-3154-5

Die lang ersehnte Fortsetzung
des Kochbuch-Klassikers
„Einfach kochen" bietet 250
neue leichte und gesunde Rezepte aus der Hildegard-Küche.

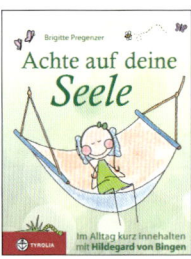

64 Seiten, 30 farb. Zeichnungen
von Sophia Pregenzer, gebunden
ISBN 978-3-7022-3331-0

30 prägnante Sprüche der Hildegard von Bingen, fröhliche Zeichnungen und einfühlsame Fragen
laden ein, der Seele täglich etwas
Raum und Zeit einzuräumen.

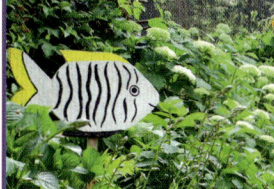 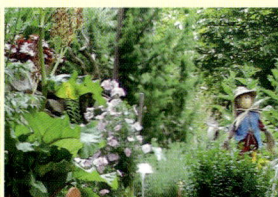 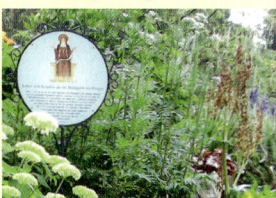

Hildegardakademie

Die **Hildegardakademie** Brigitte Pregenzer macht es sich zur Aufgabe, den Bogen zwischen bodenständigem Tun und geistigem Wachstum zu spannen und mit lebensbejahenden und lebensfrohen Inhalten zu bereichern. Sie versteht sich als eine Stätte, in der die Lehre der Hildegard von Bingen zeitgemäß gelebt und durch regen Austausch über die Landesgrenzen hinaus lebendig gehalten und verbreitet wird.

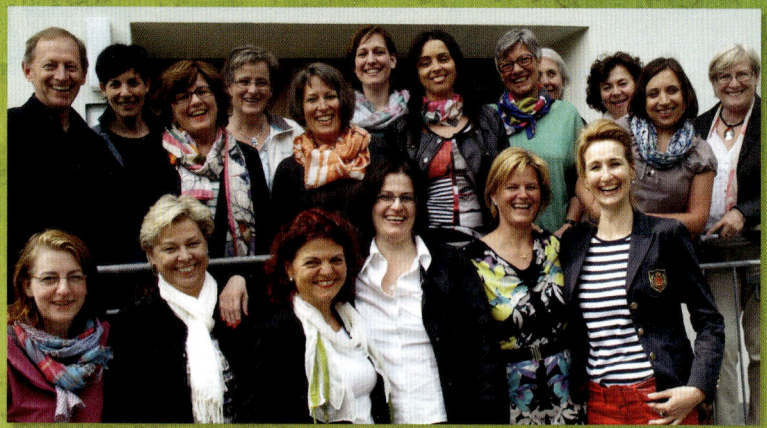

Die **Hildegardakademie** bietet Raum und Zeit, um Lernen und Lehren erfahrbar zu machen. Sie richtet sich an Menschen, welche die Freude am Leben spüren und auf der Basis der Hildegardlehre das Leben naturverbunden, umweltbewusst und achtsam pflegen möchten.

Seminarthemen:
Die 6 Goldenen Lebensregeln – Die Grundlagen einer gesunden Ernährung – Die Grundlagen der Hildegardmedizin – Hildegardfasten – Die Tugendlehre bei H. v. B. – Spiritualität bei H. v. B.

Termine und ausführliche Information: **www.pregenzer.info**

Brigitte Pregenzer